AF435725

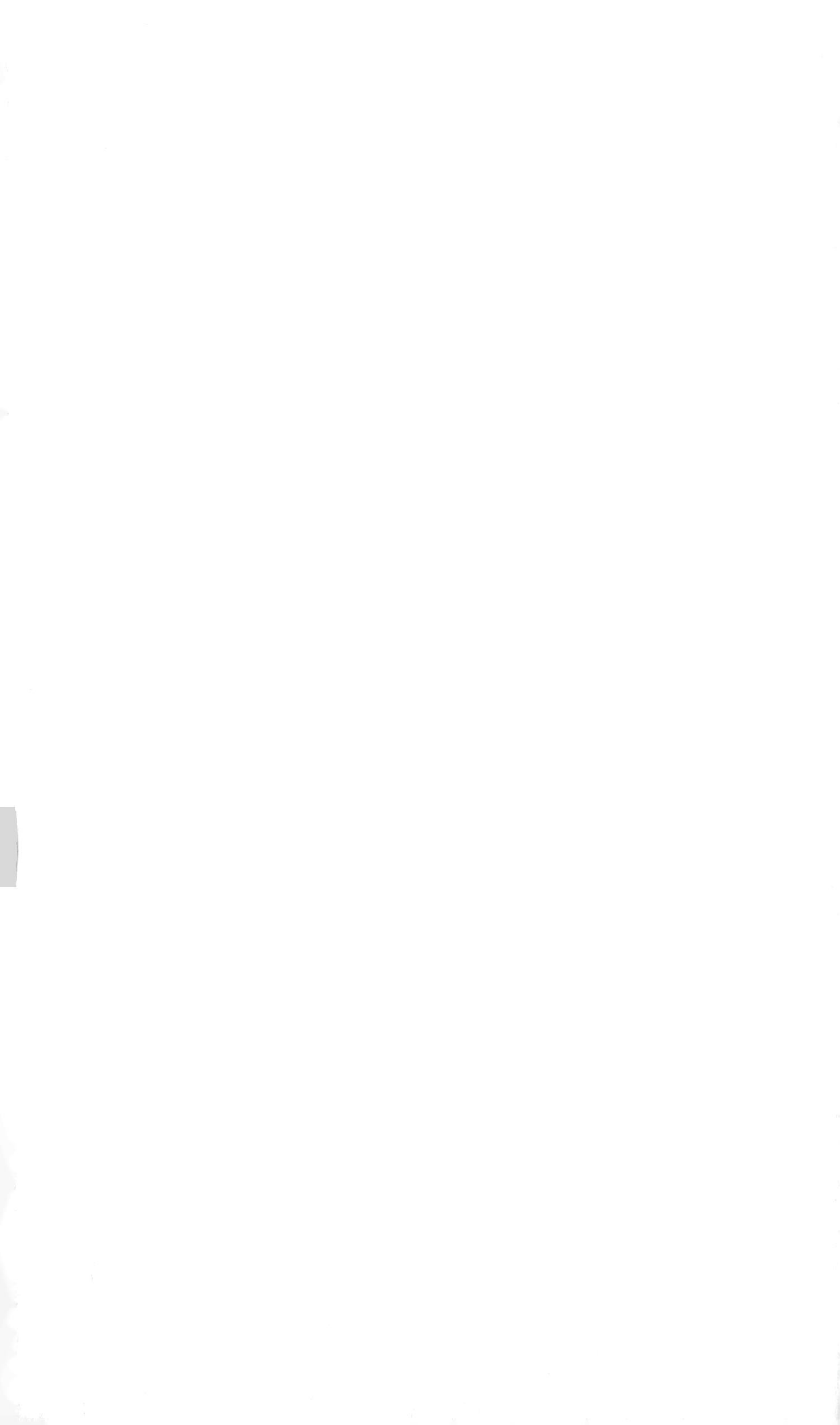

Dominando o Herpes

Mauro Paes Corrêa

Dominando o Herpes
Mauro Paes Corrêa

www.arialbooks.com

Dominando o Herpes

Mauro Paes Corrêa

Manual para minimizar
o risco de reincidências

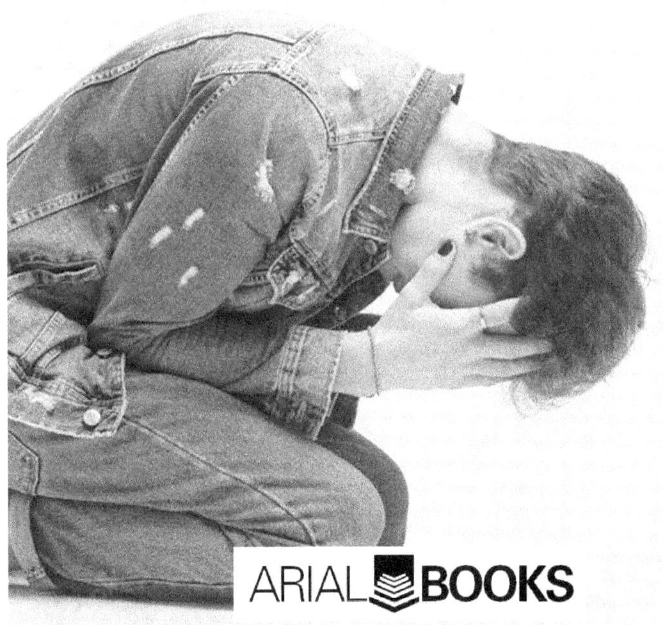

Conteudo

Apresentação 3
O que é exatamente o herpes? 5
Como eu peguei o herpes 9
Meus primeiros tratamentos 13
Troque ideias! 17
Relato Mara.. 21
Conhecendo o "inimigo" 25
Como ocorre uma crise? 31
Convivendo no ambiente familiar com herpes 35
Relato Sara 39
Depressão e herpes... 41
Lisina e Arginina: mocinho x vilão........................... 45
Relacionamentos 53
A hora da virada 57
Herpes em diferentes faixas etárias 61
Desconhecimento médico 65
Cuidados iniciais nas primeiras crises 69
Relato Helena 73
Doação de sangue e órgãos 75
Herpes ocular 77
Terapia funcional (e funciona!).............................. 79
Foco das atuais pesquisas 83
Relato Luana.. 87
Mentiras e verdades.. 89
Cirurgias 93
Falando mais de nevralgias 95
Obesidade e herpes 97
Relato – Ana Flávia.. 99
Novos horizontes..101
E se sair a cura?...103
Para quem contar? 105
Relato Hildo 107
E a vitamina C? 109
Flora intestinal – o grande segredo 111
Levamisol (Ascaridil) 113
Drogas e o herpes 115
E a vida segue..117
Herpes na mídia 119
Agradecimentos 121
Bibliografia 123

Querido(a) leitor(a),

Desejo que este livro seja realmente um grande divisor de águas em sua vida pessoal e consequentemente profissional. Ter herpes deixou de ser um estigma e você vai encontrar nas próximas páginas vários relatos de portadores, dicas de saúde, alimentação e outros assuntos que contribuirão significativamente para melhoria em sua qualidade de vida.

Dê a volta por cima! Comece a ver com novo olhar a oportunidade de reescrever uma nova vida, talvez até com mais saúde que em relação à sua vida sem herpes.

É importante lembrar que o aconselhamento médico (seja de dermatologista ou infectologista) é essencial e não deve ser desprezado.

O autor

1

Apresentação

Que tal estreitarmos um pouco de nosso contato antes de continuarmos com o restante da leitura? Me chamo Mauro Paes Corrêa e sou uma pessoa comum, assim como você e trabalho como diretor executivo em uma empresa de tecnologia e leciono em escolas técnicas algumas cadeiras relacionadas ao assunto.

Também faço parte de comunidades em redes sociais, aconselhando e trocando ideias com centenas de portadores que assim como você e cada um a seu ritmo, conseguem redirecionar suas ações de forma positiva.

Sempre gosto de dizer que minha vida é dividida entre **antes** de adquirir o herpes e **depois**. Garanto a você que atualmente tenho uma vida muito mais saudável, produtiva e obviamente bastante feliz.

Mas para conseguir enxergar o mundo desta forma tive um longo aprendizado, principalmente pelo fato de que por longos anos tive reincidências sucessivas, o que fez com que eu estudasse seriamente o assunto e conseguisse criar meu próprio "manual de instruções" para minimizar o risco de reincidências.

Também espelhei meu otimismo em outras pessoas, como o Alexandre Gonçalves de Souza, portador do HIV e divulgador de centenas de boas novidades (também relacionadas ao herpes), que por ser bastante famoso, é facilmente encontrado nos buscadores (Google e Bing).

2

O que é exatamente o herpes?

O herpes, cientificamente falando possui uma definição bastante certeira, facilitando bastante o seu entendimento sobre a forma de como o vírus funciona.

Para ser mais claro, vou ser um pouco chato e trazer a melhor definição "oficial", baseada em uma monografia bastante extensa sobre os aspectos do herpes. Segundo Martinho, Oliveira e Silva (2004), a definição correta do herpes é a seguinte:

> Os herpesvírus humanos fazem parte de uma família de vírus –Herpesviridae– que afetam muitas espécies de vertebrados (Madigan et al., 2000 e Wagner & Hewlett, 1999). Estes vírus têm como seu hospedeiro, unicamente, o Homem. São ubíquos e latentes e, uma vez ocorrida a primo-infecção, permanecem no organismo do indivíduo afectado durante toda a sua vida (Ferreira & Sousa, 2002 e Wagner & Hewlett, 1999).

Não fiz esta citação por acaso, até pelo fato de que ela já traz o termo "primo-infecção", ou seja, a sua primeira infecção e o fato de que você a partir deste evento, é um portador efetivo do vírus.

Estendendo um pouco mais sobre o brilhante trabalho, ainda destaco os seguintes trechos:

> A família Herpesviridae está dividida em 3 subfamílias: Alphaherpesviridae (α-herpesviridae), que inclui os herpesvírus simplex tipos I e II, que são os agentes primários de lesões, respectivamente, faciais e genitais; e o vírus varicela/zóster (HHV-3), a sub-família Betaherpesviridae (β –herpesviridae), que inclui os herpesvírus de tipo 5, 6 e 7, e a subfamília Gammaherpesviridae (γ

– herpesviridae), que inclui os herpesvírus de tipo 4 e 8. Estas distinguem-se pelas suas características virais e estruturais, bem como pelo seu poder patogénico.

Ou seja, temos um mesmo vírus, com ações totalmente distintas como o herpes labial, genital, zoster, citomegavirus e mononucleose , bem como outras variantes que ainda são descobertas pela medicina.

Existe também uma discordância quanto aos subtipos e famílias por parte de alguns estudiosos quanto à sua real atuação no corpo humano e comprovadamente entre 90 e 95% das pessoas já possuíram algum tipo de contato com um ou outro vírus do herpes.

Vamos deixar bem claro: grande parcela das pessoas já tiveram contato com o vírus e podem não despertar a primeira infeção durante toda sua vida ou rapidamente apresentar sinais desta primeira infecção. O fato de despertar rapidamente ou não a infecção varia de acordo com cada indivíduo e é um mistério para a ciência.

Finalizando o assunto, vou mais uma vez citar as ilustres autoras sobre a insistência de algumas pessoas ainda afirmarem que existe uma **cura** do herpes:

> Nenhuma destas terapias representa uma cura para a infecção do vírus uma vez que apenas atuam na fase ativa do vírus, não tendo qualquer ação na fase latente o que se deve ao facto de todas estas drogas terem por base a inibição da polimerase viral por introdução no interior da célula de um composto fosforilado análogo a um nucleósido, que se liga a DNA viral em replicação, impedindo a continuação desta. A aplicação das diferentes drogas antivirais varia com a doença em causa, com o estado imunitário do paciente e com a tolerância deste ao medicamento, uma vez que, estes são, geralmente tóxicos.

É importante você saber que todo e qualquer medicamento possui efeitos positivos e adversos e age de forma diferenciada para cada indivíduo. Inclusive o profissional de saúde pode estabelecer uma linha de custo-benefício e orientar você sobre qual a melhor forma de tratamento.

Os retrovirais não podem ser descaracterizados como "balas", que você toma a qualquer tempo e se durante o tratamento você sofrer algum efeito adverso, relate imediatamente a seu médico.

Voltando ao assunto herpes (o vírus em si), em certos subtipos de herpes, principalmente do zoster, é comum haver um quadro de nevralgia (dores pós-infecção), que podem permanecer por certo período (entre dias a meses). Porém a questão da nevralgia é outro assunto controverso. Alguns autores divergem quanto ao aparecimento da nevralgia apenas em zoster, enquanto outros defendem que outros subtipos também despertam o aparecimento deste quadro.

Particularmente e por experiência própria (e eu lhe explicarei adiante), acredito que o quadro de nevralgia é frequente em outros subtipos e pode ser recorrente em alguns indivíduos.

E para finalizar o assunto, é importantíssimo falarmos sobre as formas de transmissão do herpes e mais uma vez o trabalho de Martinho, Oliveira e Silva (2004), é taxativo:

> Para quase todos os tipos de herpesvírus, a distribuição na população, a nível mundial, é muito alargada. A transmissão destes vírus dá-se através do contato íntimo (beijo, relação sexual, contato direto com a lesão ou fluído contaminado), todavia, os vírus leucotrópicos, nomeadamente o HHV-5, transmitem-se através de transfusões sanguíneas ou transplante de órgãos.

Nota: A grafia correta, segundo as normas ortográficas da língua portuguesa, é o herpes e não a herpes, pois a palavra é um substantivo masculino. Apesar de ser "errado" escrever ou falar a herpes, fica a critério do leitor(a) o entendimento sobre o termo.

3

Como eu peguei o herpes

Vou ser bem sincero com você: peguei o herpes por total descuido e desconhecimento (total) da doença até então. Mas é importante você saber exatamente como eu peguei e entender uma certa curiosidade.

Tenho o herpes desde o início de 2013. Minha vida estava bastante agitada e eu estava em um relacionamento que na época estava bastante desgastado e com o término deste relacionamento, uma "amiga" de alguns anos se dispôs a passar um curto período de férias comigo.

Obviamente confiei nela, pela amizade de longos anos que tínhamos e durante um certo período de tempo da minha vida, tínhamos bastante contato, onde ajudei-a inclusive na vida profissional.

Assim, eu estava confiante e namoramos naquele curto período de férias, onde ao fim cada um foi para o seu lado.

Exatamente quinze dias depois, começaram a aparecer feridas no órgão genital, acompanhado de febre, extrema sensibilidade na pele e muita coceira.

Dormir virou uma tortura (pois parecia que meu corpo inteiro estava pegando fogo) e imediatamente comecei a fazer vários exames (hepatite, HIV e sífilis). E como o sintoma começou na área íntima, marquei uma consulta com um conhecido urologista, que conseguiu diagnosticar errado o herpes. Na sua "humilde" opinião, o problema era apenas uma "alergia".

Não contente com o resultado, procurei imediatamente um infectologista (deduzi que possivelmente era uma infecção bacteriana ou viral), para melhor orientação sobre exatamente o que eu tinha.

Com os testes de igG e igM (que detectam a sua reação contra algum agente externo), houve a confirmação de que realmente algo estava errado e imediatamente após a análise das feridas, o diagnóstico foi certeiro: herpes genital.

Praticamente a "casa" caiu, não apenas pelo prognóstico, mas sim pela falta de sinceridade da dita "amiga" em ter acobertado tal problema. No mesmo momento pensei que poderia ser algo "pior" e o próprio médico realmente deu os passos iniciais com tratamento com **aciclovir**.

Obviamente, pressionei a tal "amiga" sobre o fato de ela ter o herpes ou não e ela enrolou-me por seis longos meses até dizer que realmente tinha dois ou três quadros de crise por ano. Diante da sua falta de honestidade, fiquei extremamente chateado e encerrei qualquer tipo de contato. Afinal, ninguém tem "sangue de barata", não é mesmo?

Aí que realmente começa minha "sina" e posterior recuperação e aprofundamento de conhecimentos sobre a doença, principalmente pelas reincidências constantes (praticamente semanais) e até o momento pela queda perceptível na qualidade de vida.

Tem momentos de nossa vida em que devemos ser nosso próprio herói e acredito que ali nos primeiros meses, salvei a mim mesmo de um quadro preocupante de desânimo e depressão (que realmente ocorreram). Ali eu me vi tomando a única ação lógica, que era promover meu próprio resgate e que graças a Deus, ocorreu da melhor forma possível.

4

Meus primeiros tratamentos

Como comentei anteriormente, sou um portador do herpes com frequentes reincidências. A ciência admite e tenta buscar respostas para entender exatamente qual mecanismo reativa em uma parcela de 1 a 5% dos portadores, mantendo um quadro recorrente por longos períodos em indivíduos até então sadios.

Outro fato importante é de que em portadores do HIV as reincidências são mais frequentes (independente do tipo ou subtipo), pelo quadro de imunodepressão e é um dos alertas para o diagnóstico do HIV.

Portadores de outras enfermidades (hepatite, câncer e lúpus) são candidatos em potencial para o aparecimento do herpes, pois o seu sistema imunológico está seriamente comprometido.

Voltando ao meu caso, meu primeiro tratamento recomendado pelo infectologista foi o uso do **Aciclovir** por 3 vezes ao dia. Particularmente, além de não ver resultado, desenvolvi um quadro de fraqueza, princípio de icterícia (amarelão) e o herpes não ia embora.

Como eu disse, para cada indivíduo temos que considerar a questão custo-benefício. O que pode dar certo para uma pessoa, pode não ser totalmente efetivo em outro indivíduo. Ou seja, para você talvez o Aciclovir seja uma boa "tábua da salvação".

O custo benefício do uso do Aciclovir (o retroviral mais indicado para tratamento de herpes), para meu organismo não estava sendo benéfico e suspendi o seu uso por medo de comprometer meu fígado e rins. Fiz a cessão de seu uso em 2014, após mais de um ano com tentativas de adaptar-me ao medicamento.

Como meu caso, o meu organismo não tolerou bem qualquer dose de Aciclovir, comecei um período de desintoxicação, principalmente após vários relatos na literatura médica o próprio organismo com o passar do tempo consegue combater melhor as crises (as infecções reincidentes treinam o organismo contra o herpes), agarrei-me a esta bandeira e reprogramei todo o meu dia a dia para esta nova fase.

Porém esta "reprogramação" teve dezenas de erros e são estes "erros" que me ajudaram a conhecer melhor meu organismo e quais fatores disparam uma crise de herpes.

Diante deste quadro de erros e acertos, aprendemos a nos conhecer melhor e principalmente, perceber quando uma crise de herpes pode estar iniciando e o seu grau de atuação no organismo.

Outro ponto: em nenhum momento considerei fazer tratamentos alternativos, como ozônioterapia, auto-hemoterapia ou qualquer outro tratamento com os ditos remédios "revolucionários", vendidos no mercado e que se vendem como "milagrosos" na cura ou contenção herpes.

É importante lembrar que o caminho natural de qualquer medicamento é a sua passagem por nosso fígado e rins. Estes órgãos que fazem a transformação e filtragem de impurezas de nosso organismo, são órgãos essenciais que precisam de um carinho constante por toda nossa vida.

Eu sei que em sua cabeça, em algum momento, passou alguma ideia "descabida", inclusive diante da **ansiedade** em encontrar uma solução definitiva para a doença, tentar estas técnicas diferenciadas.

Somos seres racionais e devemos estudar racionalmente o herpes. Conhecer melhor seu organismo é o maior segredo para entender exatamente quais situações disparam uma nova crise do vírus.

5

Troque ideias!

Como eu disse no início do livro, iniciei esta caminhada sozinho e posteriormente, diante de dezenas de horas de estudos, chegou um momento em que vi que existem milhões de pessoas que possuem o herpes em seu organismo (os famosos 1 a 5% de pacientes), com crises reincidentes.

Se há pessoas que possuem o mesmo problema que eu, por que não ler, ouvi-las ou compartilhar ideias para entender melhor como cada pessoa lida com a situação?

Primeiramente, fiz minha busca no Facebook e conheci uma comunidade (aberta) chamada *Eu odeio o vírus da herpes*. Esta comunidade é uma herança da finada rede social Orkut, que possuía milhares de posts e era uma enorme biblioteca para consulta online, com centenas de assuntos e discussões.

A comunidade dentro do Facebook não possui muitos posts, principalmente pelo receio de muitas pessoas em não querer aparecer publicamente como participantes da comunidade. Porém, os próprios participantes desta comunidade criaram uma outra (secreta), chamada de *Fita Amarela*.

Esta comunidade é o "pilar" para centenas de usuários que trocam eventualmente informações, dicas e principalmente status sobre o desenvolvimento de vacinas (vou abordar este assunto de forma detalhada adiante) e inclusive já rolou relacionamentos graças a esta comunidade.

Para entrar nesta comunidade, peça para algum dos membros lhe incluir na Fita Amarela e a sua adesão será rapidamente realizada.

Foi assim que eu entrei nesta comunidade, onde fiz dezenas de amigos, que trocam ideias de forma sadia e através de outras ferramentas (como o WhatsApp), formando uma grande família com participantes de todo o Brasil e alguns do exterior.

Caso você prefira outra abordagem através de terapia, recomendo fortemente o acompanhamento psicológico. O fato de um terapeuta (psicólogo) compreender sua realidade, possibilita trazer uma significação positiva não apenas quanto à convivência com o herpes, mas também aproveitar o embalo e buscar uma mudança de vida!

Nesta troca de ideias, vou trazer relatos de algumas pessoas que possuem o vírus e vão nos contar vários detalhes e finalmente como deram a volta por cima. Obviamente, por questões de confidencialidade, alterarei o nome de cada um dos envolvidos, porém preservando totalmente o relato que me foi apresentado.

Outro ponto que ajuda muito: ter amigos próximos (e de confiança), permitindo você abrir o jogo e explicar realmente o que acontece com você. Mesmo sendo uma realidade diferente, bons amigos são apoiadores e com certeza vão emanar aquela energia positiva que todos nós, independente do problema, precisamos em certos momentos.

Minha vida mudou para melhor quando eu realmente segui estes passos e além de ser ajudado em um primeiro momento, consegui ajudar várias pessoas e relembrando certas situações, fico extremamente feliz por ter contribuído de certa forma para o bem estar destas pessoas.

Como eu disse, cada um age de forma diferente perante certas situações. Muitos são expansivos e não acham difícil expressar sua realidade, ao passo de que outras pessoas possuem certa dificuldade em exteriorizar sua realidade. Mas de qualquer forma, faça as coisas no seu ritmo e acredite em si!

6

Relato Mara

Conheci a Mara através de uma rede social. Jovem, com 23 anos na época e estudante do Instituto Federal no interior do Ceará. Solteira, bonita e desimpedida, seu relato é o típico retrato de jovens infectados com herpes genital por desconhecimento e excesso de confiança no parceiro (exatamente igual ao meu caso).

Durante os estudos, ela conheceu um professor, de considerável diferença de idade (20 anos), encantou-se com o seu cavalheirismo e saíram uma única vez, tipicamente um encontro casual.

Exatamente 30 dias depois, foi acometida de mal estar, febre e o sensação de pródromo (sintomas que precedem o aparecimento do herpes, como coceira, irritação na pele ou formigamento) e o inevitável aparecimento de bolhas na região genital.

Desesperada e diante da dificuldade em conseguir atendimento médico, por sua baixa renda e dificuldades encontradas em nosso sistema básico de saúde, Mara foi de encontro ao professor e interrogou-o de forma firme, questionando se o mesmo possuía algum tipo de DST.

Obviamente, o professor negou categoricamente que possuía alguma doença e de que possuía algum tipo de sintoma. O interessante é que Mara possui grande grau de inteligência e não convenceu-se com as respostas oferecidas pelo professor e aguardou o próximo salário para consultar-se com um clínico geral.

Em uma semana, a jovem foi ao médico que ao olhar a região afetada e ouvir atentamente o relato da jovem, confirmou o surto de uma primeira infecção de herpes genital (HSV II). Durante a própria consulta, solicitou exames adicionais de rotina para todas as DSTs e receitou retroviral oral para minimizar os impactos do primeiro surto.

Preocupada com a possibilidade de ter adquirido concomitantemente alguma outra DST (sífilis, hepatite ou HIV), mas ao mesmo tempo tentando entender sua nova realidade, ela fez dezenas de buscas na Internet, até encontrar a comunidade *Eu odeio herpes.*

Mara porém, criou um perfil falso para entrar nesta comunidade e consequentemente na comunidade *Fita Amarela.* Como eu já estava bastante familiarizado com o vírus e contribuí com centenas de observações e relatos, nosso primeiro contato acabou surgindo de forma natural.

Expliquei a Mara o mesmo que vou explicar para você nas próximas páginas deste livro: nossas ações, reações e o que comemos despertam respostas (positivas ou negativas) em nosso sistema imunológico.

Para sua tristeza o herpes migrou para o olho, deixando-o depressiva e levando-a a uma outra consulta médica com o especialista, que reforçou a importância de lavar as mãos e evitar tocar nos locais de aparecimento do herpes (independente do tipo), para evitar propagação para outras áreas.

Voltando ao assunto sobre o professor: depois de muita insistência, o mesmo realmente confirmou que possuía herpes, mas que nunca tinha apresentado sintomas (o que pode realmente acontecer), mas quase que por via de regra, a maioria das pessoas tem consciência da doença e respeita o zelo para com a saúde do próximo.

Muito irritada, Mara perguntou-me se seria possível processar o professor pela transmissão consciente da doença (sim, isso realmente é crime) e que ele pagasse de alguma forma pelo que fez.

Juridicamente falando, é totalmente possível cobrar uma punição de quem pratica este tipo de ato, mas vamos falar melhor sobre o assunto mais adiante.

Bom, como Mara estava diante de uma nova realidade, mas passando por aquela fase de baixo astral e desenvolvendo um quadro leve de depressão, tomei a iniciativa de tirá-la daquele limbo que muitas pessoas desenvolvem e que chamamos de "neura do herpes", achou que num primeiro momento jamais poderia ter uma vida normal, como namorar, casar ou ter filhos! Mas como eu disse e sempre afirmo (e os médicos assinam embaixo), é a possibilidade de ter uma vida **normal**. O que existe são cuidados que precisam ser realizados, principalmente pela possibilidade de transmitir o vírus em períodos de crise.

Como desenvolvemos um respeito recíproco, foi natural a sua recuperação de auto estima e da alegria, resgatada aos poucos em longas conversas no WhatsApp.

Passado alguns meses, as dicas que lhe passei aliada à terapia médica surtiram o resultado desejado. E o melhor, conseguiu abrir-se com um amigo de confiança e contar exatamente o que tinha ocorrido consigo.

Mara me contou ainda que seus familiares não sabem que ela tem o herpes, apenas bem poucos amigos e pessoas com quem ela acaba tendo um contato mais íntimo. Inteligente como sempre foi, age de forma sincera e expõe o seu "probleminha", como acabamos nomeando o herpes em nossos papos.

Sequelas das primeiras crises ficaram por um bom tempo: as nevralgias (formigamento e sensação de "fisgada"), as marcas pós-bolhas e uma pequena sensação de fraqueza em uma das pernas.

Crises subsequentes foram ocorrendo e graças a seu zelo com a saúde, em nossa última conversa, recebi a boa notícia de que o vírus não se manifestava há mais de um ano.

Mara, em muitas questões da vida, é uma pessoa participativa e acredito que esta sua "garra" foi um dos seus grandes diferenciais.

7

Conhecendo o "inimigo"

No meu processo de entender melhor o que exatamente disparava o processo de surgimento de recorrência na maioria dos pacientes, busquei ler dezenas de artigos científicos e pesquisas sobre o vírus.

Duas considerações importantes são necessárias e você compreender definitivamente: nenhum retroviral é 100% efetivo (todos eles podem trazer sequelas sérias à saúde se não acompanhado o seu uso) e não deve ser utilizado como fonte única de terapia.

Para provar meu raciocínio e comprovação de que em certos indivíduos a terapia retroviral precisa ser melhor acompanhada , trago a seguinte citação de um artigo sobre técnicas alternativas para o tratamento do herpes, da qual farei sua tradução:

> (...) "it can also cause a wide array of side effects, including renal failure, hepatitis, and anaphylaxis" (GABY, p.93, 2003).

Ou seja, tomando por exemplo o uso do Aciclovir, "pode também causar uma grande variedade de efeitos colaterais, incluindo insuficiência renal, hepatite e anafilaxia."

Para seu conhecimento anafilaxia é o famoso choque anafilático.

Oras, eu mesmo pude comprovar ambos os efeitos (positivos e negativos), da terapia com Aciclovir: redução das crises, porém em contra partida, a série de efeitos colaterais: problemas renais, sensação de cansaço e aparecimento de pequenas alergias.

Mesmo tomando apenas uma cápsula por dia (o Aciclovir é um medicamento que possui curta efetividade e dependendo do critério médico, o paciente pode ser indicado a tomar de três a quatro cápsulas, principalmente na primeira ocorrência ou recorrências agudas), seu organismo poderá ou não apresentar os sintomas colaterais.

Desta forma é importante saber exatamente como funciona o Aciclovir:

- É um retroviral de curta duração, sendo necessário (principalmente nas primeiras crises, tomar o medicamento até quatro vezes ao dia);
- Seu objetivo é "frear" a replicação do vírus no organismo, minimizando seus efeitos;
- Possui contra indicações e efeitos adversos. Caso você tenha algum efeito adverso e o mesmo for grave, é recomendável procurar um infectologista ou clínico geral.
- Mantenha seu organismo hidratado, evitando riscos de lesões renais.

Tenho problemas renais? E agora?

Mesmo com tais problemas, você não precisa ficar ansioso(a). Portadores de doenças crônicas necessitam obrigatoriamente de acompanhamento médico. E Aciclovir não é diferente de qualquer medicamento , desaconselhado seu uso sem indicação. A dose será ajustada de acordo com o seu quadro clínico e possivelmente exames adicionais podem ser solicitados.

A recomendação é válida para outros retrovirais (fanciclomir, valaciclomir e outros), que possuem ações imediatas contra o vírus.

Por incrível que pareça, eu também tenho meus probleminhas renais e estou aqui "firme e forte". Cabeça erguida!

Voltando ao nosso "amigo" herpes, vamos a mais informações construtivas: o herpes sempre tem duas formas de atuação: ou ele atua uma única vez e fica latente, ou é reincidente. Esta reincidência no segmento científico e/ou médico, é conhecida como "derrama". A "derrama" nada mais é que o aumento exagerado da carga viral em seu organismo, ocasionando uma crise de herpes.

É justamente estes episódios que tanto a terapia medicamentosa como a alternativa (que lhe apresentarei adiante), pretende retardar ou minimizar seus efeitos.

Até pelo fato de que há pessoas (assim como eu) que inicialmente conviviam com um quadro de reincidências consecutivas e muitas vezes ficam desmotivadas com a dificuldade de entendimento de quais fatores desencadeiam uma crise de herpes.

Conhecer o inimigo é saber exatamente quais fatores o fortalecem em nosso organismo. E os principais são:

- Stress;
- Má alimentação;
- Hidratação incorreta;
- Baixa imunidade;
- Álcool, cigarro ou qualquer outra droga;
- Má qualidade do sono;
- Sedentarismo;
- Ansiedade;

• Excesso de Sol;

Reincidências

Uma das grandes certezas em relação ao herpes é a de que o seu organismo consegue a cada crise, "aprender" e buscar minimizar os efeitos do herpes. Porém, este aprendizado somente ocorre quando nosso organismo não está com nenhum outro problema ou caso haja algum outro problema, que esteja em tratamento.

Os portadores reincidentes, no primeiro momento não conseguem perceber que o organismo busca reagir de forma mais rápida ao vírus. Normalmente após o primeiro ano, há uma melhora significativa, com tempos menores de crise.

Assim como há o tempo "tempestuoso", há os momentos de calmaria. Sem crises, sem problemas e então sua vida parece fluir maravilhosamente bem e possivelmente você se aventura e esquece as regras mágicas.

Nestes bons momentos eu também me aventuro a tomar uma cerveja, dormir um pouco mais tarde, mas de acordo com as regras gerais da boa saúde: nada em excesso.

Herpes, HIV e Hepatite

Muitos portadores do herpes também são portadores concomitantes de outras doenças, como o HIV e a Hepatite. O herpes, possivelmente aproveitou-se desta porta de "entrada" e pode tentar, em um primeiro momento, fazer um estrago um pouquinho maior em seu organismo.

É motivo de preocupação ter o herpes com conjunto com estas doenças? Sim, mas não é um motivo alarmante e que tem tratamento, porém é um pouquinho diferenciado.

Como ambas as doenças (HIV e Hepatite) debilitam o organismo quando não há o tratamento adequado, o herpes pode ter sequelas de maior gravidade, como encefalite (inflamação e infecção do cérebro), hepatite viral (sim, o herpes pode causar hepatite!), nefrite ou outra maleza renal e a famigerada Síndrome de Gullein-Barré (doença auto imune que ataca o sistema nervoso, ocasionando fraqueza muscular e inflamação dos nervos).

Sequelas de menor gravidade, como nevralgias (dores ocasionadas por lesões do herpes), são observadas com maior intensidade no grupo de portadores com HIV e Hepatite.

Se você é portador do HIV e Hepatite, há um roteiro tranquilo a ser feito, podendo ser aplicado o roteiro alternativo de tratamento do qual eu faço uso, sem problema algum.

Porém, você precisa fazer o tratamento medicamentoso de ambas as doenças, seguindo estritamente o conselho médico. Mesmo com os efeitos colaterais, não desista!

Gravidez e herpes

A gravidez da portadora de herpes pode transcorrer sem problema algum, apenas mantendo os cuidados básicos e informando ao seu ginecologista da pré-existência da doença. A manutenção da medicação ficará a critério do profissional médico e recomendase um olhar mais zeloso em relação à saúde da futura mamãe e o bebê. Informe de antemão o seu profissional médico que o atende para que este já esteja ciente da situação.

Estando com a saúde em dia, busque exercitar-se, manter o bom humor e consumir alimentos saudáveis, evitando a alimentação industrializada e também o famigerado refrigerante. Álcool, cigarro ou qualquer outra droga precisa passar longe da gestante.

Diante deste quadro, o único cuidado adicional é na hora do parto: para evitar infecção de forma direta para o bebê é recomendável fazer o parto cesáreo. Principalmente se você possui herpes na área íntima.

Quanto aos cuidados com o seu bebê após o nascimento, é importante evitar os beijos no bebê e o máximo de cuidado quanto ao uso de objetos pessoais (toalhas, roupas, talheres e copos), principalmente até os três anos de idade.

8

Como ocorre uma crise?

Você já foi apresentado(a) a fatores externos que causam uma crise. Porém, estudando mais a fundo o assunto, num primeiro momento não conseguimos entender o motivo por qual certos alimentos disparam o herpes e outros não. Ou ainda, um alimento que pode fazer mal em determinados dias não ocasiona uma crise.

Pode até parecer um mistério, mas há uma explicação científica muito interessante e que serve como "pista" para o meu tratamento natural.

Todos os alimentos, seja de origem animal ou orgânico (frutas, verduras e cereais) possuem nutrientes. E um destes nutrientes (muito importante por sinal) é a **arginina**. A arginina possui uma série de benefícios para o corpo humano, ao mesmo tempo em que alimenta (e muito bem) o vírus da herpes e dependendo da sua compensação no organismo, pode disparar uma nova crise. Mais adiante, vamos falar um pouco mais sobre a arginina.

Um dos fatores que provocam o herpes é o "desbalanceamento" de nutrientes que provoca crises (consecutivas ou não) em uma parcela significativa de portadores. Claro que com o passar do tempo nosso corpo consegue dominar melhor os eventos (desde que nossa saúde esteja em dia), mas convenhamos, é chato passar por uma crise até o total restabelecimento.

Você pode entender com o tempo o processo inicial de uma crise de herpes. No meu caso por exemplo, sinto coceira, formigamento, dor no local atingido ou fraqueza muscular. Outras pessoas relatam apenas o aparecimento das bolhas, sem tantos sinais aparentes. Afinal, cada um de nós reage de forma diferente ao aparecimento de uma crise, sendo algo totalmente "normal" pois como já sabemos, existem subtipos diferentes do vírus.

Com a situação instalada (o período de crise) é importante tomar algumas medidas que considero **essenciais** para evitar maiores complicações, por mais simples que sejam.

Vamos conhecer algumas opções?

- Água: Independente da região em que você vive, tome ao menos dois litros de água por dia. A lógica é simples: organismo com boa hidratação costuma liberar toxinas e o vírus de forma mais rápida, bem como deixa o organismo menos "interessante" para uma crise de maior duração.

- Domine a ansiedade: A ansiedade prejudica você das mais variadas formas. A crise de herpes sempre **passa** e preocupar-se com ela é apenas mais um combustível para que você sofra de forma desnecessária. Tente dedicar-se a um hobby que você gosta ou aprender algo de novo. Eu particularmente, cuido de um jardim e aprendi a pintar móveis antigos. E claro, escrever livros.

- Mãos no lugar: Durante uma crise, acabamos tocando no local em onde a infecção cria as "bolhinhas". Evite coçar ou tocar no local. E o melhor, lave suas mãos constantemente. Mesmo sendo clichê, a higiene evita maiores problemas, em especial disseminar o vírus. E a dica vale para a vida toda!

- Trate com carinho: Dependendo do local onde ocorre sua crise, tenha em mãos o **Aciclovir Creme** e aplique na área atingida. É uma boa opção para herpes labial e genital. Alguns portadores podem apresentar melhor recuperação com o medicamento.

No meu caso, como já comentei, as crises vêm de "tudo quanto é jeito" e no começo eu não tinha os cuidados necessários para manter a qualidade de vida deixar de seguir as regrinhas básicas acima, me custou caro. Sem "querer" acabei transmitindo para outras partes do corpo (como mãos, cabeça e pés).

9

Convivendo no ambiente familiar com herpes

Já dizia o poeta que a vida é linda e merece ser vivida, não é verdade? Então com o passar do tempo, é normal você se perguntar como conviver da melhor forma possível no ambiente familiar, para evitar a transmissão do vírus?

Eu não canso de dizer de que o herpes é um vírus que é igual a loteria: muitas pessoas possuem e jamais durante a vida podem reportar algum quadro de crise, mas assim como eu e você, outras pessoas possuem crises eventuais ou repetitivas.

Pois bem, a disseminação do vírus pode ocorrer de várias maneiras, dependendo do subtipo que você possua, mas há algumas regrinhas básicas que garantem a saúde familiar, mantendo uma convivência harmoniosa.

Em primeiro lugar, jamais compartilhe objetos pessoais. Toalhas de banho, sabonetes, escovas dentais, tesouras, cortaunhas, roupas íntimas (mesmo que lavadas), são um foco de transmissão do herpes.

Quem convive comigo sabe que eu tenho o herpes e a separação dos objetos pessoais é bem tranquila.

Também evito compartilhar talheres e copos, mesmo parecendo um "exagero" inicial, mas serve como protocolo inclusive para outras doenças.

Evite quando estiver em crise, beijar bebês ou tocá-lo, principalmente se você tem herpes labial ou crises de herpes nas mãos. As mamães e papais zelosos inclusive chegam a usar luvas para tocar em seus bebês. E de forma alguma, este cuidado deve ser desprezado. Caso você não saiba, alguns casos foram reportados de encefalite herpética em bebês, ocasionado justamente pela falta deste cuidado básico.

Lave as mãos frequentemente e torne este hábito saudável parte do seu dia a dia. Gripes, infecções intestinais ou qualquer outra virose pode passar longe de você com este cuidado. As autoridades sanitárias e a própria classe médica divulgam a quatro cantos de que a falta deste cuidado é um dos principais fatores de transmissão de doenças. Logo, se você está bem, tudo contribui para evitar futuras crises.

Mantenha a higiene em seu lar e em especial de seu banheiro. De maneira indireta, manter o ar circulando e a própria luz solar auxiliam sua saúde em geral, assim como a higiene (ao menos semanal) em seu banheiro evita uma série de problemas.

Se possível, mantenha suas roupas de banho sempre secas. Ao término do uso, ao invés de deixar no banheiro deixe-as secar no sol. Para quem mora em apartamento, onde a incidência de sol pode ser menor, pendure-as de forma que recebam o máximo de corrente de ar.

Outro detalhe: mesmo que você tome estes cuidados, ainda assim quem convive com você não é obrigado a saber que você possui o vírus do herpes (vamos tratar melhor sobre este assunto mais adiante), principalmente no ambiente de trabalho.

Posso lhe dizer ainda que de forma alguma estes cuidados são considerados uma "neura", mas sim uma forma racional e demonstra a sua preocupação com o bem estar das pessoas com quem você convive. É a típica situação em que todos ganham.

10

Relato Sara

Sara é professora de biologia, com 26 anos e morando nos arredores de Fortaleza (CE) e não sabe como foi adquirir herpes genital (HSV II). Nunca teve um namoro sério e sempre protegeuse usando preservativos, ficando extremamente surpresa com o diagnóstico médico de herpes.

Seus sintomas são brandos e somente ocorrem quando fica menstruada ou extremamente estressada. Raramente sai uma ou outra ferida, mas ficou deprimida pelo fato de que é possível transmitir para alguém em momentos de crise.

Através de uma revista que citou a comunidade secreta Fita Amarela, relatou a sua história (mesmo de forma superficial) sobre o ocorrido, através de um perfil criado apenas para trocar mensagens sobre o assunto e conseguiu tomar consciência de que herpes na realidade "não é um grande drama" que a deixe de cabelos brancos.

Mais uma vez, a minha curiosidade falou mais alto e consegui manter uma boa amizade com ela e tentei ajuda-la da melhor forma possível. No início, pela falta de diagnóstico, Sara achava que o problema poderia ser bacteriano, principalmente pelas feridas que insistiam eventualmente sempre aparecer no mesmo lugar.

Aliás, como a maioria das pessoas, sua maior preocupação era a de que fosse alguma doença mais grave que impossibilitasse o seu futuro, como o de ter filhos por exemplo e realizou todos os testes de DST, descartando todas as alternativas, com exceção do herpes.

Sara foi sincera e confessou que mesmo após o diagnóstico, ficou uns seis meses deprimida, mas credita aos amigos virtuais (e alguns que conheceu pessoalmente), o sucesso da mudança de visão sobre o herpes.

11

Depressão e herpes

Um assunto que não pode deixar de ser esclarecido é a depressão e o herpes. A depressão, como já sabemos, não ajuda o sistema imunológico a se recuperar de forma ágil para qualquer tipo de doença. Porém, no caso do herpes, assim como de outras doenças impactantes, há duas divisões básicas do quadro de herpes:

1. Depressão contínua ou recorrente: é um quadro do qual a pessoa já possui depressão antes do primeiro quadro de infecção e que com o descobrimento da doença se agrava.

2. Depressão pós enfermidade: ocorre quando independentemente da doença a depressão instala-se sobre a pessoa.

Independentemente do tipo de quadro existente, é **essencial** tratar o quadro, seja de forma medicamentosa (através do aconselhamento do médico e/ou psiquiatra) ou de forma comportamental.

Vamos novamente voltar ao meu caso em particular: por um período e durante algumas crises mais fortes, mantive um quadro persistente de depressão. A falta de desânimo, de paciência e consequentemente de cuidados essenciais à minha saúde, faziam com que eu visse um "quadro negro" desenhado para o futuro.

A minha insistência, naqueles primeiros momentos em não perceber o quanto podemos reagir e adquirir um novo olhar para o herpes, tirou-me a minha alegria e o pior, aquele quadro de "**heurerpes**". A minha vida vivia em torno de caçar informações (muitas vezes inúteis) em qualquer site de internet.

O mesmo tipo de situação talvez se instale em algum momento em sua vida, mas a maior vitória é vencer o pensamento negativo, o desânimo e a insistência em achar que nada vai melhorar.

Cada pessoa reage de forma diferente. Talvez você no primeiro momento precise de auxílio médico, de um psicólogo ou até de uma avaliação multidisciplinar. Não apenas jovens, mas idosos (que podem ter contraído há muitos anos atrás o herpes), porém com manifestação do quadro na terceira idade, somando o herpes a mais um dos problemas que precisam ser administrados.

Dê um passo de cada vez, mesmo que devagar, para a sua cura da depressão neste primeiro momento. Um organismo livre de tempestades mentais está apto a percorrer as demais etapas rumo à sua qualidade de vida.

É comum ouvirmos em uma conversa informal com quem já tem o herpes (inclusive o labial) a depressão instalando-se pela vergonha de sair na rua com o problema por exemplo, ou ainda achando que alguém não vai ficar com você por conta do herpes.

Outro detalhe importante: mesmo a ausência de recursos financeiros não significa a impossibilidade de conseguir aconselhamento médico. A maioria das cidades ou regiões possuem centros de referência para a saúde mental, através de equipes compostas por médicos psiquiatras e psicólogos. Busque o quanto antes o auxílio destas equipes e siga o tratamento medicamentoso e psicológico da melhor forma possível.

Também busquei na psicologia um apoio extremamente importante para entender melhor o processo de melhorar o meu "eu" e explorar de forma positiva o assunto. A abordagem da terapia cognitivo comportamental por exemplo, nos leva a conhecer melhor nossas falhas e buscar melhorias de forma diária.

Levo estes ensinamentos, assim como a busca maior pela religiosidade (que deve ser incentivada), como um dos fatores que me auxiliaram a dar uma guinada de 360 graus.

12

Lisina e Arginina: mocinho x vilão

Um assunto que sempre chama a atenção de quem estuda o herpes com o objetivo de melhorar a qualidade de vida, é entender a relação entre as crises (recorrentes ou não), versus alimentação.

É claro que você já sabe (ao menos de forma básica) de que não é apenas a alimentação um dos fatores principais para a melhoria da qualidade de vida, mas é um dos "pilares" que pode fazer com que você tenha uma vida completamente normal.

Eu falei anteriormente da arginina, mas é interessante falar (bem e mal) da dupla lisina e arginina e quais os benefícios de saber dosar exatamente o impacto dos dois aminoácidos em nossa dieta.

A lisina é um aminoácido essencial para a vida humana (além de outras espécies). Encontrada em diversos alimentos (seja de origem animal e vegetal), exercendo inúmeros benefícios no corpo humano.

Curiosamente para o herpes (demonstrado através de inúmeros estudos científicos), o aminoácido consegue retardar a replicação do vírus em nosso organismo. O aminoácido "mocinho" também combina com a minha receita de retardamento de replicação viral, sem praticamente nenhuma contra indicação.

Já a arginina em qualquer outro aspecto nutricional para o corpo humano, é benéfica. Dentre os benefícios destacam-se a manutenção da contagem de espermatozoides saudáveis e melhora na cicatrização de feridas por exemplo.

Porém, no caso do herpes, o excesso de arginina torna-se um pesadelo, facilitando a replicação viral e o surgimento de novas crises.

É claro que quando "conhecemos" melhor o herpes, muitas vezes não conseguimos entender a nossa própria resposta imunológica e consequentemente o que incluir ou excluir em nossa dieta alimentar.

Assim, o desafio mais difícil é dosar os aminoácidos. Muitas perguntas surgem (muitas delas até polêmicas), como por exemplo, o uso de arginina por parte de praticantes de musculação. Desta forma, elaborei um pequeno questionário com as principais respostas, para que você entenda melhor sobre o assunto.

1. Lisina e arginina são indispensáveis na alimentação?

    Sim, ambos os componentes (principalmente a lisina em maior escala) é essencial para o nosso dia a dia. Não dá para excluir a arginina, principalmente pelas funções importantes que esta representa.

2. Como vou saber dosar a quantidade dos dois aminoácidos na alimentação?

    A dosagem dos aminoácidos na alimentação depende de dois fatores: o primeiro é analisar o quanto certos alimentos com arginina impactam em seu organismo. O herpes muitas vezes é um pouco "misterioso". Em certos momentos, até podemos consumir certos alimentos com arginina, sem o risco de desencadear uma crise. Porém, podemos nos tornar sensíveis em outros momentos a qualquer quantidade de arginina.

3. Quero me cuidar da melhor forma possível. Existe uma tabela básica de alimentos que possuem arginina?

   Sim. Você terá uma tabela disponível com os principais alimentos que você precisa evitar (ou consumir de forma mínima), para escapar de uma crise.

4. Ao consultar a tabela, pude observar que certos alimentos são importantíssimos. Como fica a "conta" para que eu mantenha a saúde?

   Realmente certos alimentos podem "polemizar" um pouco. O ideal, reafirmando mais uma vez, é dosar o consumo. Na lista abaixo de produtos que possuem arginina, você verá alguns alimentos bons, como a carne de frango, soja, grão de bico e laticínios que fazem bem à saúde. Não estou pregando o fim do consumo destes alimentos e sim a inserção de forma inteligente em sua dieta. Comer três ou quatro pedaços de carne de frango por exemplo, será muito benéfico que apenas um pedaço. É pura questão de bom senso.

5. Pude perceber na lista de alimentos com lisina, que certos itens estão na lista dos que possuem arginina. Devo ter receio em seu consumo?

   Os próprios estudiosos (assim como eu), pregam a dieta saudável. A maioria dos alimentos pode possuir uma taxa maior ou menor de lisina, sendo o aminoácido predominante. O interessante é dosar de forma inteligente. Por exemplo, o feijão é um dos alimentos que possuem alto grau de lisina, mas ao mesmo tempo possui uma quantidade razoável de arginina. Assim, um contrabalança o outro.

6. Pratico musculação e incluo a arginina para auxiliar no crescimento muscular. Como posso evitar crises?

Obviamente, exercícios são aliados da boa saúde e evitam crises recorrentes do herpes. É essencial inserir em sua rotina alimentos com lisina sempre que possível ou ainda adicionar suplementação de lisina (encontrada em farmácias e lojas especializadas) para equiparar o grau de lisina versus arginina em seu organismo.

7. Como eu sei que estou "acertando" no equilíbrio?

Acertar o equilíbrio entre os aminoácidos não é nada fácil. Seu organismo, no começo, pode dar sinais diferentes do que você espera. Em meu caso, eu somente acertei de forma precisa a dieta, após meses de "tentativa e erro"

8. Alterar a dieta em caso de crise auxilia na recuperação?

Sem dúvidas. Principalmente para quem dá uma "escapadinha" no fim de ano ou festas e consome produtos com arginina além do recomendado. Claro que dependendo da situação, o seu organismo pode desencadear (ou não) até mesmo uma crise mais severa.

9. Consumi em excesso um certo alimento com alto grau de arginina. Como posso evitar uma crise?

Dependendo da forma como o seu organismo reage ao equilíbrio arginina versus lisina, você pode tomar uma cápsula de lisina. A iniciativa pode minimizar uma futura crise.

10. Consegui chegar a uma rotina ideal para minha dieta. Será que um(a) amigo(a) que tem o herpes pode se beneficiar do meu esquema alimentar?

Sim, mas é bom deixar claro que cada organismo reage de forma diferente à mudança de dieta. Você pode passar sua lista adiante, mas deixando a pessoa ciente de reações diferenciadas.

Alimentos com arginina

O listado abaixo é uma referência importante para você informar-se sobre quais alimentos possuem arginina. Porém, em momento algum desaconselho a retirada dos mesmos da dieta. Um dos segredos está no equilíbrio do consumo.

Amendoins, Alho, Aveia, Avelãs, Camarão, Carne de porco, Castanha-do-pará, Castanhas de caju, Cebola, Farinha de trigo, Feijão, Frango, Leite integral, Lentilhas, Milho, Muffins, Nozes de amêndoa, Nozes de neca, Nozes, Ovos, Peixes, Pistache, Queijo, Salmão, Semente de Linho (linhaça), Soja.

Fonte: Autor

Como eu disse anteriormente, na seção de perguntas e respostas, tudo é uma questão de equilíbrio e cabe a você começar a perceber quais alimentos que você consome e que pode lhe causar uma reação maior.

Em meu caso, em várias situações pude perceber que a carne de porco contribui para uma reincidência rápida do herpes. Outra colega, sofre os mesmos efeitos se comer camarão. Vai do seu bom senso a melhor percepção alimentar. Sem esta percepção, muitas pessoas possuem crises reincidentes sem perceber que o ponto chave é justamente a cadeia alimentar.

O próprio fortalecimento do seu organismo, com as técnicas que lhe explicarei adiante, permitem você consumir moderadamente todos os produtos da lista.

Para as mulheres, a menstruação é um fator desencadeante de crises do herpes. O mesmo vale para quando estamos gripados ou com febre. Assim, apenas consuma alimentos com arginina neste período de forma totalmente moderada.

Alimentos com lisina

Consumir alimentos com lisina é um dos grandes "golpes" contra crises reincidentes. Mas ainda assim, mesmo consumindo os alimentos com este aminoácido poderoso, outros fatores relevantes (como os já citados anteriormente), permitem abrir uma brecha para uma futura crise.

Consulte o listado para criar uma dieta com alimentos com teor significativo de lisina.

Amendoim, Carnes (bovina, peru e galinha), Ervilha, Gema de ovo, Leite Desnatado, Frutos do Mar, Peixes, Soja.

Fonte: Autor

Lembre-se de que a maioria dos alimentos possuem arginina e lisina em sua composição. Dar preferência a alimentos que possuam maior teor de lisina impactam positivamente em sua qualidade de vida.

Comprar lisina em farmácias

Alguns portadores relatam de forma positiva a inserção em sua dieta da lisina manipulada (adquirida em farmácias de manipulação) ou ainda nas farmácias convencionais. Se você quiser comprar o produto, recomendo antes a compra de uma pequena quantidade afim de "testar" o seu organismo.

Particularmente, tentei esta forma de terapia preventiva, mas não percebi resultados significativo. Mas cada caso é um caso e fazer um teste pode ser uma boa opção para você.

"Brincando" com a dieta

Particularmente, acho sensacional fazer uma dieta variada. De forma direta, seu organismo recebe os benefícios de você consumir alimentos saudáveis e para quem sempre passou longe de frutas, verduras e alimentação caseira, serve como um teste de adaptação até chegar a um bom cenário para você.

Costumo variar a cada dia a refeição, modificando o consumo de verduras e produtos de origem animal. Por exemplo, não como todos os dias carne, porém insiro alguns ovos ou peixe para variar a dieta.

Consumo de vegetais é praticamente "liberado", assim como frutas. Mas vale aquela velha dica de testar o seu organismo. Novamente citando minha situação, caso eu consuma abacaxi é quase certo de que terei uma crise do herpes em breve.

É bom lembrar que todas as dicas de alimentação e balanceamento de arginina e lisina valem para todos os tipos de herpes.

13

Relacionamentos

Conhecer alguém, compartilhar momentos e posteriormente deixar a paixão e o amor tomar conta é o sonho de muita gente. Mas para quem possui o herpes, como abordar o assunto quando o(a) parceiro(a) não possui o vírus?

Este assunto também me deixou de "cabelo em pé" por um longo tempo, mas hoje eu tiro de letra. Mais uma vez, a troca de ideias entre dezenas de portadores fez com que eu eliminasse o "medo" de futuros relacionamentos.

A primeira situação é você entender que o herpes em grande parcela da população fica latente. Nós que fazemos parte da pequena parcela reincidente do vírus e obviamente existe a responsabilidade moral de contarmos no momento certo para a pessoa que entra de forma mais profunda em nossa vida.

Para todas as namoradas onde houve um envolvimento mais intenso, eu "abri o jogo". Mesmo protegido, detalhei exatamente o problema. Por incrível que pareça, a maioria das mulheres aceita o assunto de forma tranquila.

Se for um envolvimento "pouco sério", nem chego a contar sobre o herpes.

As mulheres relatam uma realidade um pouco diferente. Segundo algumas pessoas que tive a oportunidade de conversar e até entrevistar, os homens possuem a tendência de discriminar a mulher e são bem mais fechados em relação ao assunto. Mas mesmo assim, ainda sugiro aplicar a mesma regra que eu uso.

Ter herpes de forma alguma impede você de casar ou ter filhos, basta apenas usar a cabeça e deixar o parceiro alerta. Quando não há crises do vírus, você pode tentar ter relacionamento sexual (ainda que tenha-se o risco de transmitir mesmo de forma latente) e as mulheres podem tentar engravidar.

Beijos, abraços, carinhos e tudo o mais fica liberado, obviamente dentro dos limites saudáveis.

Se a pessoa quer ser realmente sua "cara metade" durante o resto de sua vida, vai aceitar numa boa o problema. Uma das minhas ex-namoradas por exemplo, antes de eu contrair herpes, tinha o herpes labial e eu aceitei numa boa. Sem neuras, sem complicações.

Você precisa acreditar em si e ter a segurança emocional necessária para que você seja dono(a) de sua vida. Claro que é comum no primeiro momento você ficar triste ou até achar que a sua vida vai "parar" por conta do herpes. Gosto muito de citar o exemplo de um homem que possui o herpes genital há mais de trinta anos e leva uma vida normal, bem casado e é um excelente exemplo de superação.

Até pelo fato da insegurança emocional, muitas pessoas tem medo de se arriscar ou de sofrer alguma rejeição. Claro que alguém pode dizer não para você (pela falta de conhecimento sobre o assunto ou até em uma tentativa de auto-defesa) e um não jamais deve ser motivo para você desistir de tentar achar uma pessoa legal para você.

E enquanto não acontece uma oportunidade de relacionamentos, não deixe de investir em si. Seja um projeto pessoal ou
profissional, qualquer interesse reforça a sua auto-estima.

14

A hora da virada

Como eu disse no começo do livro, precisamos vencer várias barreiras para chegar ao sucesso com o controle do herpes. O controle é puramente minimizarmos ou fazer com que o vírus entre em latência se possível por um longo espaço de tempo ou caso não seja possível, alongar o máximo o intervalo entre as crises.

Além do livro, eu recomendo fortemente você entrar no Facebook e estar dentro do grupo Fita Amarela. Além de minhas contribuições, há dezenas de relatos de outros participantes sobre sua experiência com os mais variados medicamentos e terapias naturais.

É muito mais fácil conversar com quem possui o herpes e já saiba como lidar com a doença. Ajuda (e muito) a você dar um início à sua "hora da virada".

Claro que mudanças nunca são fáceis de serem assimiladas no começo, mas comece praticando a paciência. Com os ensinamentos iniciais que você já conhece, ainda que tenhamos uma vida totalmente zen, por alguma razão como stress por exemplo, há o surgimento de uma crise, seja labial, genital ou zoster.

Se você possui crises há pouco tempo, talvez demore a reconhecer o mecanismo do processo do herpes: há um aumento de concentração de vírus em seu organismo, o organismo reage e tenta "expulsar" para algum lugar o vírus. E os locais quase sempre são a pele (externo) ou ocasionalmente algum órgão interno.

Dependendo do seu organismo, talvez as crises iniciais perdurem por até 30 dias ou pode haver um ciclo de repetição. É normal, mas você precisa ser paciente. Quem vai lutar esta guerra será sempre você e acredite, sairá vitorioso à cada crise que se instala e vai embora.

Tiro por mim mesmo o ensinamento. Passei por inúmeras crises de herpes ocorrendo de forma interna, quase sempre em algum local do lado direito do corpo. Tive paciência e persistência, entendendo que em algum momento tudo iria passar.

Assim foi, inclusive com quadros posteriores de nevralgia (dores posteriores relacionadas à passagem do vírus por canais nervosos da área atingida). Eu "treinei" minha paciência ajudando também outras pessoas, principalmente as que se deparavam com sua atual realidade.

A segunda virtude é a persistência. Obrigatoriamente é necessário adotar um novo padrão de vida, envolvendo alimentação, exercícios físicos e mudança do seu padrão psicológico. Ninguém aqui está dizendo que é fácil ser persistente, mas treine à cada dia um pouquinho mais.

A persistência, para quem pratica alguma religião, pode ser auxiliada pelo incremento de sua fé, que considero uma terceira virtude. Orar mais, participar mais ativamente de eventos de sua religião também transformam sua visão, buscando se cuidar mais e percebendo com o passar do tempo que você é importante também para outras pessoas.

Outra virtude é a adoção de check-ups periódicos. Monitore sua saúde, principalmente se você possui alguma doença crônica ou descobre alguma em algum exame.

Evite o stress. É verdade que é quase impossível passar alguns dias sem resolver problemas ou se desligar da agitação do trabalho. Mas busque ter uma atitude mais zen quanto a gatilhos que disparam sua irritação, seja no trabalho ou em casa.

O stress sempre impacta de forma negativa não apenas no herpes, mas em todo o seu organismo. Qualquer doença que surge, facilita o aparecimento do herpes.

Com os segredinhos que iremos passar ao final do livro, você vai ficar feliz percebendo que as crises vão espaçando ou até ficando em latência, permitindo você levar uma vida totalmente plena.

15

Herpes em diferentes faixas etárias

Pela sua facilidade de transmissão, o herpes pode aparecer em qualquer idade e a cada perfil classificado por faixa etária, é perceptível certos impactos de forma diferenciada. Lembrando que o impacto sempre é acentuado se você já possui uma doença oportunista.

Por exemplo, se uma criança recém nascida pega o herpes (seja por contato ou até um beijo), seu sistema imunológico ainda não está preparado para lidar com o vírus e o impacto pode ser grave. O acompanhamento do profissional médico é a melhor opção para lidar com a situação, a fim de evitar qualquer dano permanente (como encefalite).

Mesmo após a primeira infecção, o organismo do recém nascido "aprende" com o tempo a lidar com o vírus, sendo totalmente possível com o passar dos anos, na evolução para a adolescência, o vírus tornar-se latente.

Uma criança entre cinco e dez anos passa pelo mesmo processo, porém com chances de ser bem mais brando o processo. Os cuidados já ensinados até agora, também são válidos para uma criança, principalmente os relacionados inicialmente à alimentação, pois quase que sempre as crianças são ativas e gostam muito de brincar, o que valida a parte de exercícios físicos.

Pessoas que contraem o vírus entre a adolescência até os 50 anos possivelmente apresentam o mesmo perfil de comportamento, com um período de crises consecutivas ou uma crise de maior impacto com posterior latência.

A preocupação maior está com portadores da terceira idade. É muito comum o portador talvez ter o vírus há muitos anos e

diante da própria idade e aumento do tempo de resposta do sistema imunológico, começar a desencadear crises sucessivas do herpes.

Os cuidados para esta faixa etária devem ser acentuados, principalmente pelo risco do desenvolvimento de nevralgias e a realização de exames de saúde para detectar se há alguma doença primária que desencadeia o herpes.

Câncer, problemas como diabetes, HIV, hepatite, transtornos emocionais e mudança súbita na alimentação podem desencadear facilmente o herpes na terceira idade.

Acompanhei vários relatos de portadores na terceira idade com sérias sequelas de nevralgias. Em certas situações, faz-se necessário a aplicação de algum sedativo ou até cirurgias, para eliminar a resposta incorreta do cérebro quanto ao membro afetado.

Há também a chance da debilidade emocional, principalmente pela falta de contato ou rede de amigos para compartilhar o problema que se instala na terceira idade. É essencial o acompanhamento emocional para seguimento de qualquer tratamento.

Em minha cidade, tenho o relato detalhado de um senhor (já falecido), bem sucedido e conhecedor do assunto quando aos seus 64 anos, houve sua primeira crise do herpes. Sua maior infelicidade era "tentar" descobrir como adquiriu o vírus.

Por possuir recursos financeiros, viajou até a Itália para buscar alternativas de tratamento (sem sucesso) e chegou à conclusão que somente uma mudança de rotina em todos os aspectos o auxiliasse a lidar de forma positiva com o herpes.

Tive a oportunidade de conversar várias vezes com o referido senhor através do Facebook, onde trocamos informações sobre o impacto do herpes na terceira idade.

Se você está lendo este livro e encaixa-se neste perfil etário, dê maior valor à sua saúde e siga as regras da hora da virada.

16

Desconhecimento médico

Honestamente, um dos meus maiores "desgostos" é a falta de preparo do profissional médico em fazer o diagnóstico correto da primo infecção ou uma crise eventual.

É comum o paciente num primeiro momento não saber exatamente o que é o herpes ou ainda jamais ter obtido informações sobre a doença, independente da forma como você tenha adquirido o vírus.

É preocupante também a falta de orientação no programa nacional de combate as doenças sexualmente transmissíveis (DSTs), que foca principalmente no HIV e Hepatites. Claro que não devemos tirar o mérito do programa governamental, mas a forma de como o herpes é deixado em segundo plano, fazendo com que milhares de pessoas conheçam mais sobre o herpes e evitem a contaminação via relações sexuais.

Outro aspecto importante: o desconhecimento médico também está ligado à falta de incentivos, tanto em pesquisas científicas como a oferta de capacitações para profissionais médicos. Os médicos atuantes em infectologia já possuem um conhecimento diferenciado em relação ao herpes, mas ainda encontramos profissionais mal qualificados que apenas diagnosticam, sem a preocupação com melhoras na qualidade de vida do paciente.

Assim, o portador pode ser finalmente diagnosticado após uma segunda ou terceira opinião e muitas vezes (como em meu caso), a busca por informações adicionais leva o portador a percorrer dezenas de sites de Internet, fóruns de discussão ou conversas com que já possui o herpes.

Um profissional de saúde bem orientado, fazendo o prognóstico correto e orientando o paciente desde a primeira consulta, pode fazer o diferencial nos quadros iniciais que algumas pessoas

(uma grande parcela, na verdade), acaba desenvolvendo: depressão (mesmo que de baixo impacto), insegurança, descrédito em futuro quanto à vida amorosa, medo de discriminação ou qualquer insegurança relacionada ao assunto.

Das inúmeras vezes que consultei-me com médicos, em uma das vezes levei uma ex-namorada para assegurá-la de que o assunto não era um "bicho de sete cabeças" que ela imaginava inicialmente.

Por uma incrível coincidência, descobrimos que ela já teve contato com o vírus há muitos anos atrás e o mesmo estava latente. Pelo que pude perceber, casou-se e teve um filho deste novo relacionamento, provando mais uma vez de que a "vida segue" e somos nós quem fazemos o nosso caminho.

O desconhecimento médico também é uma das reclamações da maioria dos relatos que pude transcrever para o livro. Não apenas o desconhecimento, mas a demora no diagnóstico preciso. Talvez você não saiba, mas pelo encontro de diferentes subtipos do herpes (seja zoster, genital ou oral), os sintomas podem ser bastante abrangentes e não necessariamente você precisa desenvolver uma crise de herpes com o aparecimento de bolhas. Há crises em que sua pele queima e coça, fica sensível ou você sente dores na área afetada.

E muitas vezes exames iniciais são solicitados, mas sem o foco nos testes necessários para o diagnóstico do herpes. Quem possui o primeiro contato com o herpes ou está com uma crise em andamento, pode possuir índices de igG e igM alterados, inclusive em patamares bem acima do comum. Só o fato de descobrir a infecção através destes exames iniciais, já "alerta" o profissional médico para um diagnóstico mais apurado.

Na Europa por exemplo, existe uma preocupação maior com o herpes, com o assunto sendo abordado de forma mais clara entre jovens através dos mais diversos meios sociais, assim como até em seriados de TV. O europeu não possui uma visão discriminatória do portador de herpes, se comparamos com o brasileiro (que mesmo desconhecendo maiores detalhes sobre a doença, costuma adotar uma postura de auto defesa).

17

Cuidados iniciais nas primeiras crises

Dependendo do organismo, principalmente a primeira crise (conhecida como primo-infecção) é a mais grave, uma vez que faz com que o organismo reaja de forma acentuada contra seu novo "inimigo".

É normal dependendo do subtipo do vírus, reações como hipersensibilidade na pele, feridas de maior intensidade (herpes labial), febre, calafrios (muito calor e depois sensação de frio na pele), fraqueza, debilidade motora e outros sintomas secundários.

São estes sintomas além das feridas que eventualmente saem no corpo que fazem com o que o paciente busque o atendimento médico, pois na maioria das vezes o portador pensa que "o pior aconteceu".

Com o diagnóstico correto e o uso inicial de medicamentos (normalmente o aciclovir), é interessante observar algumas regrinhas básicas para melhorar sua qualidade de vida nas primeiras crises.

- Use roupas leves: Se o clima permitir, use roupas que permitam maior leveza de seu corpo, principalmente se a primeira infecção ocorrer nas coxas, costas ou até mesmo nos ombros.

- Roupas íntimas: Evite usar qualquer roupa íntima (calcinha, sutiã ou cueca) que abafe o local onde o vírus atingiu. Dependendo da situação, você pode usar o aciclovir pomada para melhor tratar a área atingida.

- Pegue pouco sol: Nosso organismo precisa de sol, para sintetizar a vitamina D. Porém, ao mesmo tempo em que o sol nos faz bem, debilita o sistema imunológico, principalmente se você pega muito sol. São comuns os relatos de portadores com crises de repetição após um longo dia de praia por exemplo, principalmente se houve contato com o vírus há menos de um ano.

Além obviamente das outras dicas já passadas até o momento, o principal foco nas primeiras infecções é a sua rápida recuperação.

Agora, se você sofrer crises de dores de cabeça, rigidez na nuca, dificuldade de respirar ou qualquer outro sintoma que desperte preocupação, procure **imediatamente** atendimento médico. O herpes, dependendo da situação, pode mascarar outras doenças préexistentes.

Por experiência própria, meus períodos mais difíceis foram durante os primeiros anos com o herpes (os dois anos iniciais). A demora do organismo em lidar melhor com as crises reincidentes trouxeram várias situações em que impactaram de forma negativa na qualidade de vida. Em meu caso, acredito que as nevralgias foram os piores sintomas iniciais e que com o passar dos anos praticamente sumiram.

Aliás a nevralgia também acaba aparecendo nas primeiras infecções e deve ser olhada com mais carinho. Uma das portadoras que eu tive a oportunidade de conversar (Mara), desenvolveu um quadro de nevralgia em sua perna direita e por alguns meses desenvolveu hipersensibilidade na pele e fraqueza muscular.

Ainda assim, sua recuperação foi completa graças ao esforço em manter exercícios físicos que fortaleceram a área atingida.

18

Relato Helena

Helena é uma senhora viúva com 55 anos, alegre e leva uma vida de avó e mãe de forma totalmente normal. Mas nem sempre foi assim, principalmente quando descobriu o herpes quando acabou de completar 50 anos.

Após um período de viuvez, Helena resolveu tentar a chance em um novo relacionamento. O senhor (mais velho), gentil e carinhoso, mereceu a confiança de Helena que apostou no relacionamento e não usou nenhuma proteção nos relacionamento sexuais.

Alguns meses após o fim do relacionamento, desenvolveu um quadro de herpes genital, deixando-a abalada e descobrindo o seu diagnóstico através de exames médicos. Segundo Helena, o médico apenas prescreveu Aciclovir e disse que o herpes era uma doença "normal".

Mas as crises continuavam de forma constante, deixando-a deprimida e sem coragem de compartilhar o problema com algumas amigas. Mais uma vez, as redes sociais fizeram a diferença e ela conseguiu apoio através de uma rede de portadores no Facebook, onde ela conheceu os grupos que já citei anteriormente.

Helena acredita que suas crises iniciais foram mais fortes principalmente porque seu sistema imunológico sofreu o impacto da idade. As saidinhas à praia por exemplo, foram deixadas em segundo plano até o seu fortalecimento imunológico.

Assim como a maioria das pessoas, Helena tentou diversas terapias e aprendeu a "ouvir" o seu corpo, conseguindo saber exatamente quais alimentos disparam ou preservam a latência do vírus. Camarão por exemplo, deixou de fazer parte do cardápio. "É comer uma porção de camarões e no outro dia contar com uma crise mais severa", diz Helena.

Porém, Helena buscou seu lugar ao Sol. Continuou apostando em uma chance futura de um bom relacionamento e em 2016 conseguiu achar uma pessoa madura e que entendeu o fato de ser portadora do herpes genital.

Diante do cavalheirismo do bom senhor, Helena disse que após a viuvez (perdeu o marido aos 49 anos), conhecer o novo companheiro foi a melhor coisa que lhe aconteceu.

"Parceiro e amigo, eu sempre lhe falo quando estou com crise de herpes. Mas ainda assim fazemos amor sempre protegidos, o que de forma alguma diminui a admiração que um tem pelo outro".

Em uma última conversa recente, Helena informou-me de que as crises de herpes ficaram bem "espaçadas". Além é claro dos cuidados que você também vai aprender a ter, ela acredita que seu organismo lida muito bem com o herpes..

Confesso que o relato de Helena é um dos melhores que pude transcrever e vivenciar, principalmente pelo seu otimismo e o compartilhamento de sua história com dezenas de portadores através do Facebook.

19

Doação de sangue e órgãos

Esta questão não poderia deixar de estar presente no livro. Portadores do herpes podem sim doar sangue, desde que esteja com a saúde em dia e não possua nenhuma doença pré-existente.

O mesmo ocorre com o seu desejo em doar órgãos. O custo-benefício de sua doação, mesmo se de alguma forma o receptor de seus órgãos corra o risco de adquirir o herpes, ainda é totalmente válido.

Além de ser um ato de solidariedade, a doação deve ser sempre incentivada e serve (como sempre) como pretexto para você cuidar de sua saúde.

A única ressalva é que você deve informar no momento da doação que você possui o herpes (que vai ser detectada se você doou sangue após uma crise recente), no momento da triagem do sangue e derivados (plasma).

De qualquer forma, o ato de doar sangue também traz outras vantagens. De forma indireta, você acaba recebendo um status sobre sua saúde em geral (pelos exames de sangue aplicados) e "força" o seu organismo a produzir sangue novo.

Se você tem interesse em doar sangue, procure os centros de captação existentes em sua cidade ou região. A maioria oferece alguns "mimos" como lanchinhos após a coleta. Afinal, um dia você também pode precisar de sangue para alguma cirurgia ou emergência não é verdade?

20

Herpes ocular

Uma das maiores preocupações é a proliferação do herpes para o globo ocular. O herpes é um dos principais causadores de cegueira ou quadros de perda de visão principalmente em pacientes na terceira idade.

Os sintomas são basicamente olhos ardentes, avermelhados, perda de visão (visão borrada ou com chuviscos) e hipersensibilidade visual.

Este é um dos motivos por exemplo, que é incentivado a higienização das mãos de forma constante, evitando coçar os olhos ou qualquer outra parte do corpo com suas mãos. O herpes também pode espalhar-se para as mãos e consequentemente para outras partes do corpo.

Apesar de na maioria das vezes o herpes quando atinge o globo ocular não apresentar sintomas tão severos, é importante seguir algumas recomendações básicas:

- Evite coçar os olhos;
- Lave bem os olhos durante o banho;
- Evite usar lentes de contato quando estiver com crise de herpes;
- Se desconfiar que está com crise de herpes ocular, vá ao médico.

O especialista em oftalmologia consegue identificar e dar seguimento a um tratamento medicamentoso com o objetivo de tratar o herpes e reduzir o máximo do seu impacto no globo ocular.

Para proteger seu olho atingido, talvez seja necessário usar um tapa-olhos durante certo tempo.

Outro sintoma que pode ocorrer é o sintoma de "olho caído", que também precisa de urgente atenção médica.

O conhecimento mais aprofundado sobre o herpes ocular serve também como referência para alertar alguma pessoa conhecida que está passando por algum problema visual. Incentivar a procura de um profissional médico é o melhor conselho que você pode repassar. E elas lhe agradecerão por isso no futuro.

Também seguir o tratamento à risca e reportar qualquer eventualidade ao profissional médico auxilia significativamente no tempo de melhora do herpes ocular.

É claro que há chances do herpes ocular ser reincidente e as dicas de saúde já são válidas para o portador. O herpes ocular "deixa" de manifestar-se se você está com seu quadro de saúde em melhores condições.

Passada a crise do herpes ocular, faça um acompanhamento periódico com consultas ao seu oftalmologista para desencargo de consciência e acompanhamento da saúde dos seus olhos.

21

Terapia funcional (e funciona!)

Para acabar com o suspense, quero passar para você minha receita de sucesso com o herpes, através de estudos por vários anos sobre a melhor terapia funcional (e natural) para a diminuição de crises e latência prolongada do herpes.

Como você já sabe, achar uma terapia realmente válida contra o herpes pode demorar bastante tempo e em meu caso, combinei conhecimentos científicos sobre a minha abordagem terapêutica, com ganhos significativos na qualidade de vida.

Como eu fiz minha terapia funcional? Em primeiro lugar, tive que quebrar alguns paradigmas, em especial o de que era preciso mudar. Mudar de vida, pensamento, ações e foco no resultado.

Já comentei que por determinada razões, tive que largar o Aciclovir, mas através da troca de experiências entre outros colegas portadores, pude observar que mesmo com a terapia retroviral, estes obtiveram bons resultados, permitindo a continuidade da terapia em conjunto com os medicamentos.

O primeiro segredo é o uso de chá verde. O chá verde faz parte da cultura oriental e vários estudos científicos apontam suas propriedades benéficas para o organismo.

Alguns estudos científicos apontam que o chá verde possui a propriedade de inibir a multiplicação do vírus do herpes (se aplicado um dos componentes do chá diretamente na cepa do vírus).

Porém, pude perceber que o consumo do chá verde traz melhoras no sistema imunológico (por ser um anti-oxidante), permitindo a melhora direta do sistema imunológico.

É claro que só o chá verde não basta, mas o fato de utilizá-lo eventualmente facilita a retomada de sua saúde. O chá verde precisa ser de folhas moídas (encontradas em casas de produtos naturaias ou farmácias).

Assim, montei a seguinte fórmula terapêutica: Café da manhã:

- Uma xícara de chá verde no café da manhã (sem açúcar);
- Pão integral;
- Eventualmente uma fruta ou verdura;
- Uma castanha do Pará.

No primeiro ano de consumo de chá verde, observei momentos de "calorão", principalmente pela debilidade de meu sistema imunológico. No meu caso em questão, o chá verde ajudou-me de forma significativa a forçar o organismo a lutar contra o vírus. Faço o seu uso há mais de três anos e indico a terapia não apenas para herpes, mas para qualquer outra doença.

Tanto o consumo do chá verde e da castanha do Pará precisam eventualmente de um "desmame". Por exemplo, faça a terapia por 3 ou 4 vezes por semana e deixe os demais dias como "desmame". O intervalo de consumo precisa ocorrer principalmente para não sobrecarregar o organismo com selênio (no caso da castanha) e evitar o risco de sobrecarga do seu organismo quanto ao consumo de chá verde.

Em tratando-se de saúde, sempre o que nos beneficia são as porções consumidas de forma moderada. Mesmo em períodos de crise, o consumo de chá verde traz um resultado significativo.

Se você não for vegano, recomendo a seguinte dieta para o almoço:

- Carne de peixe ou bovina (100g no máximo), de preferência cozida;
- Verduras a vontade (desde que não possua alto grau de arginina);
- Arroz integral;
- Feijão.

Também recomendo fortemente a adoção de qualquer exercício físico, principalmente caminhada e natação. Vários estudos, realizados inicialmente com portadores do HIV/AIDS, conseguiram demonstrar que as células imunológicas T4 sofrem um aumento a partir do momento em que nos exercitamos de forma regular.

Para pessoas que possuem alguma limitação ou pela própria idade, recomenda-se o acompanhamento médico para maximizar os benefícios de qualquer atividade no seu dia a dia.

Até pelo fato de que você precisa compreender (e já falamos sobre isso), que não existe uma cura mesmo funcional. O que existe é um controle inteligente baseado no reforço imunológico de cada indivíduo.

É possível combinar outras regras alimentares? Claro, principalmente aquelas em que cortam o consumo excessivo de açúcar, guloseimas e enlatados.

Atualmente eu raramente consumo açúcar branco, produtos industrializados, abrindo exceção eventualmente para uma pequena quantidade de cerveja (o que é raro) ou me permitir a comer algo fora de casa.

Além dos benefícios apontados, houve uma redução de peso, melhora na capacidade laboral, diminuição de períodos de mal humor ou qualquer tristeza (principalmente por conta do herpes).

Da mesma forma que de nada vai adiantar você fazer todo o processo da terapia alimentar sem o mínimo de exercícios. Alguns portadores deixam de valorizar a si mesmos e ocultam-se em seus lares, suas desculpas e no seu próprio mundo.

A terapia só vai funcionar de forma efetiva se você acreditar em si em primeiro lugar. O acreditar em si é ter fé e agir para a melhoria de sua qualidade de vida.

Até uma excelente noite de sono ajuda a melhorar sua resposta imunológica. Talvez você precise começar por aí, desligando-se de forma inteligente das preocupações e partindo para novos desafios.

Lembro-me uma vez, no início de uma de minhas viagens, que fiz um passeio até um retiro de fé e com uma crise intensa de herpes, deixando-me com uma nevralgia bem dolorida próximo ao joelho.

Cada passo era um martírio, mas o fato de eu me desafiar naquele momento, ter paciência na resposta da terapia funcional, trazem boas lembranças hoje. Se não fosse por minha persistência, com certeza você não estaria lendo estas linhas.

O mesmo você precisa fazer em sua vida. É injusto você desistir algumas vezes na busca da melhor qualidade de vida para você.

A melhora sempre vem aos poucos. É a cura de uma ferida, o fim de uma nevralgia, resistência ao sol, a possibilidade de fazer algo diferente e perceber gradativamente que você está com a vida plena.

22

Foco das atuais pesquisas

O maior desejo de qualquer portador de doença crônica (o herpes é uma doença crônica, desde que exista surtos reincidentes) é a cura definitiva da doença.

Nós, portadores do herpes também temos exatamente este desejo. Mas à quantas anda o desenvolvimento das atuais pesquisas? Existem pesquisas relacionadas ao desenvolvimento de vacinas ou alguma terapia retroviral com o mínimo de contra indicações?

É importante deixar claro que o herpes, apesar do nome herpes simples designar um vírus teoricamente "simples", o vírus é um dos mais inteligentes que o ser humano hospeda.

O herpes consegue enganar o sistema imunológico de várias formas, sem contar ainda o fato de que há vários subtipos, o que torna um pouco mais difícil fazer uma vacina específica para o herpes.

E a outra alegação por parte da indústria, é a baixa mortalidade da doença e a possibilidade de conviver com esta como uma doença crônica, não justificando o investimento de forma maciça puramente por razões comerciais.

Assim, vamos responder a questões principais sobre as vacinas de forma bem detalhada. Em primeiro lugar, há o desenvolvimento de dois segmentos de vacinas. As vacinas que evitam a infecção e as vacinas de tratamento (que evitam crises de repetição).

Em ambos os segmentos, houveram progressos quanto à descobertas, principalmente sobre o funcionamento do herpes no organismo humano, com testes iniciais aplicados em animais com excelentes resultados.

Podemos tomar como exemplo duas vacinas que atualmente estão estacionadas quanto a seu desenvolvimento. A Theravax, desenvolvida há alguns anos, não conseguiu passar do estágio de testes em humanos. Os resultados não foram animadores, inclusive disparando reações adversas em alguns participantes dos testes.

A Profalax é uma vacina que busca evitar o contágio do herpes. Na teoria, basta tomar a dose adequada da vacina e minimizar os riscos de contágio. Assim como a Theravax, esbarrou em testes com humanos e teve seu desenvolvimento praticamente abortado.

A cura em algum momento através de uma vacina, seja profilática ou para evitar o primeiro contágio em algum momento virá. No caso do herpes, o desenvolvimento de uma vacina eficiente será um caminho para o desenvolvimento de outras vacinas também relacionadas a outros tipos de vírus.

Como eu disse, o herpes é um vírus difícil de ser combatido e ainda que uma parcela dos cientistas envolvidos no desenvolvimento de vacinas e novos medicamentos entendam o processo de replicação, a eficácia não chegou até o momento a ser plena.

Fugindo um pouco das vacinas, o desenvolvimento de novos medicamentos talvez seja mais interessante (financeiramente) para as indústrias. Como no caso do Aciclovir, vendido em qualquer farmácia do mundo e utililizado por milhões de pessoas.

As outras classes de medicamentos, os "vir" da vida (Valaciclomir e Fanciclomir), possuem uma ação mais potente, mas convém considerar o custo benefício do medicamento.

Em casos extremos, pode-se utilizar o Foscarnet, medicamento extremamente danoso para os rins (aplicado somente em hospitais e sob cuidados constantes), em pacientes com algum grau de debilidade que impeça o organismo de combater uma infecção aguda do herpes.

O Foscarnet consegue impedir durante o seu uso, a replicação viral permitindo ao organismo a tentativa de recuperar-se do surto.

Para fugir dos efeitos danosos da maioria dos retrovirais, a busca de medicamentos usa a natureza como principal fonte de matéria prima para testes.

O chá verde, como já vimos, possui poder fenomenal quando separado alguns de seus componentes contra a replicação viral. Assim como é estudado o mecanismo da vitamina C, que abrandou em testes de laboratório alguns surtos virais de maior impacto. No caso da vitamina C, esta é estudada com maior afinco em várias áreas.

Particularmente tenho a opinião de que é muito mais fácil no período de cinco a dez anos, termos um medicamento mais potente (e menos danoso) que uma vacina em si. Basta observar os progressos feitos com o HIV. Atualmente há medicamentos que chegam a zerar a carga viral, com baixo impacto na qualidade de vida dos portadores.

Ao menos se chegarmos ao mesmo grau em relação ao herpes, com o uso de algum medicamento contínuo, de fácil uso e baixo custo, milhões de pessoas se beneficiariam automaticamente da nova terapia.

Em muitas conversas, sempre falo exatamente o que penso: o controle efetivo ou até a cura em si, saindo em um prazo médio de vinte a trinta anos é considerado um avanço rápido da ciência perante um vírus que nos acompanha desde os primórdios da humanidade.

Portanto, qualquer material atualmente que divulgue uma cura através de vacinas, medicamentos de forma definitiva é propaganda enganosa. Para sua informação, todos os medicamentos e vacinas precisam ser aprovadas através de seus órgãos reguladores. Nos Estados Unidos, a FDA (Food and Drugs Agency) e no Brasil a Anvisa (Agencia de Vigilância Sanitária) que fazem o papel fiscalizador e regulador de qualquer medicamento.

Quando surgir efetivamente um medicamento com efeitos de controle além dos que já existem, a própria indústria farmacêutica, revistas científicas e médicas podem trazer informações com maiores detalhes sobre as futuras descobertas.

23

Relato Luana

Do círculo de pessoas que possuem o herpes recorrente, costumo conversar constantemente com Luana, com 35 anos e portadora ao menos há cinco anos. O caso de Luana é um pouco diferente, principalmente pelo tempo em que sua primeira infecção despertou (quase um ano) após o fim de um relacionamento.

Luana é bacharel em Direito e funcionária concursada de uma pequena cidade de Minas Gerais. Alegre "que só ela" como costuma dizer, ficou muito tempo receosa quanto à possibilidade de entrar em um novo relacionamento.

Sua mudança de postura foi acontecendo aos poucos. Deixando de lembrar a todo o momento que tem o herpes e ocupandose com outras atividades, em especial o carinho com animais (principalmente cães) de rua, do qual ela possui um pequeno abrigo e acolhe os cãezinhos da melhor forma possível.

Acredito que o amor pelos animais, foi um dos pilares para a sua "volta por cima". Depois de algum tempo, conheceu Ramon via Internet e conseguiram manter um relacionamento sadio e duradouro, mesmo com a distância.

Ramon desde sempre soube do fato de que Luana tinha o herpes genital, mas em nenhum momento deixou de apoiá-la e realizar planos futuros. Planos de morarem juntos, construírem uma vida em comum e que por sinal aos poucos já estão se realizando.

Por nossa amizade, espero um dia vê-los oficialmente casados e com um filho (caso queira) para iluminar ainda mais sua vida.

24

Mentiras e verdades

No mundo da Internet, o que mais encontramos são tera-pias "malucas" e várias pessoas prometendo o impossível. Neste capítulo, vou enumerar alguns assuntos que eu vi e consta-tei sobre sua veracidade (ou não), para seu melhor conhecimen-to. É importante sabermos que os tratamentos com retrovirais são válidos, mas de acordo com o aconselhamento médico e o suporte de seu organismo.

1. Auto Hemoterapia: A auto hemoterapia é um processo médico conhecido há longos anos, sem comprovação oficial de que seja benéfica para o organismo. Sua forma de ação consiste em extrair uma pequena quantidade de sangue e injetar em outro local do corpo (braço ou perna), com o objetivo de estimular as defesas imunológicas. A própria comunidade médica enxerga o assunto como polêmico, porém alguns médicos fazem tratamento com a auto hemoterapia.

   Constatação: Duvidoso (se fosse um processo realmente válido, seria utilizado em larga escala).

2. Ozônio Terapia: A aplicação de ozônio sobre durante a passagem do sangue, também é um processo conhecido há longos anos. Alguns resultados apontam uma eficácia na eliminação de diferentes tipos de vírus, dentre eles os do herpes.

Constatação: Duvidoso (incorre em risco desnecessário ao paciente, principalmente se realizado por pessoas leigas).

3. Suplementos alimentares: Se prescritos por um profissional médico, é uma excelente fonte para aumento de imunidade. Normalmente, o especialista receita a suplementação como fonte de minerais para melhor resposta do organismo.

   Constatação: Válido (desde que receitado por profissional médico).

4. Chás: Se comprovadamente o seu organismo não sofrer nenhuma debilidade quanto ao consumo de chás, você pode fazer o seu uso de forma regular. Puramente pelo fato de conter água e componentes adicionais extraídos das plantas, é uma forma inteligente de manter sua saúde em dia e ao mesmo tempo a saúde dos rins.

   Constatação: Válido (desde que sua saúde esteja em dia)

5. Medicamentos com fins de auxiliar a imunidade: Existem alguns medicamentos com comercialização exclusiva com receita que promovem o aumento geral da imunidade, através de vários mecanismos. Alguns médicos o receitam para pacientes realmente debilitados e que precisam de uma melhora imediata. Ainda assim, mesmo que estes medicamentos funcionem para certos pacientes em outros pode não surtir o efeito desejado.

   Constatação: Válido (somente com acompanhamento médico).

6. Pasta de dente, borra de café, pó de carvão e outros: Fuja de certas crendices populares. A aplicação na área afetada

de qualquer produto que não seja higiênico, pode complicar ainda mais o seu quadro. A possibilidade de você adquirir uma infecção bacteriana pode piorar o seu quadro, ocasionando até mesmo uma sepse.

Constatação: Inválida (totalmente desaconselhável).

7. Aciclovir pomada: Ainda que o Aciclovir em sua versão creme seja apenas um medicamento tópico (de uso externo), há a comprovação de que o mesmo protege ou acelera a recuperação das áreas atingidas. O medicamento pode ser comprado em qualquer farmácia, mas recomenda-se o acompanhamento médico para aplicação.

Constatação: Válida

8. Chá de unha de gato: As propriedades terapêuticas do chá já são conhecidas há alguns anos e foram também estudadas com o herpes (principalmente o labial). Até então os estudos foram direcionados à testes com uma pomada com componentes da unha de gato, trazendo um ganho de 20% sobre a recuperação do portador em relação ao grupo placebo. Ainda assim, você pode fazer o uso do chá de forma moderada a fim de ver se há ganhos para o seu organismo.

Constatação: Válida (usar com moderação o chá)

Fugir dos "achismos" que não tenham nenhuma comprovação científica é o melhor caminho que você pode tomar, principalmente em luta contra o "desespero" inicial após o descobrimento do vírus.

25

Cirurgias

Se algum dia você fazer uma cirurgia é importante você avisar o seu médico sobre o fato de você possuir o herpes. Não apenas por ser transparente com quem cuida de você, mas também auxiliá-lo em sua recuperação.

É comum pacientes apresentarem uma crise de maior intensidade no pós operatório, dificultando um pouco a recuperação. Portadores que fazem cirurgias plásticas, cirurgias eletivas acabam informando com antecedência o médico.

A herpes pode aparecer pela própria convalescência (o paciente pode ficar um longo tempo sentado/deitado), que muda os hábitos do dia a dia. Com o passar do tempo e havendo possibilidade normalizar o máximo da rotina, é imprescindível adotar novamente sua terapia preferida para controle do herpes.

O tratamento com retrovirais pode ser aplicado em conjunto com algum medicamento que você já faça uso até o seu pronto restabelecimento e o profissional médico pode julgar o custobenefício da terapia medicamentosa. Em alguns casos, é melhor evitar uma crise de herpes interna ou com maior impacto mesmo que você tenha alguma reação adversa.

Ainda sobre a convalescência, busque consumir alimentos saudáveis sempre que possível, o que lhe auxiliará em sua rápida recuperação.

26

Falando mais de nevralgias

Já falamos um pouquinho da nevralgia, inflamação que ocorrem em nervos e faz com que o nosso organismo dispare alertas de dor (intermitente ou não) de forma curta ou prolongada.

Esta reação é muito comum em quem sofre o herpes, principalmente o herpes zoster, atingindo principalmente a faixa etária a partir dos sessenta anos.

Quem sofre de nevralgias precisa de auxílio médico, não apenas para tratar os sintomas, mas também o lado psicológico. O primeiro passo é compreender que a nevralgia é uma consequência de uma crise (no caso do herpes) que ao atacar a área atingida, danificou a sensibilidade do nervo.

A ciência já comprovou que o herpes com o passar do tempo, pode trazer danos permanentes nos nervos onde o vírus passa, causando dores nevrálgicas por até um ano.

E posso falar do assunto com propriedade, pois sofri vários efeitos nevrálgicos durante os meus dois primeiros anos após estar com o vírus.

De praxe, o profissional médico pode lhe receitar antidepressivos, relaxantes musculares, anti-inflamatórios, medicamentos bloqueadores nervosos e até mesmo cirurgias para implantação de eletrodos para estimular a área atingida.

Fora do campo médico, também são aconselhadas terapias com o uso da fisioterapia e aconselhamento psicológico façam uma grande diferença.

Mas em meu caso particular, adotei uma linha diferenciada de tratamento: dediquei-me primeiramente a melhorar meu aspecto psicológico desenvolvendo atividades simples, como cuidar de jardins, dedicar-me a um hobby diferente e caminhadas, trabalhando cada atividade de forma moderada e no meu ritmo.

Não é fácil inicialmente conviver com as nevralgias, principalmente os sintomas de fraqueza ou dormência dos membros. Minha perna e braço direito por exemplo, ficaram prejudicadas por vários meses e o restabelecimento veio aos poucos.

Considero também muito válida qualquer terapia que combata a depressão, pois nestes primeiros momentos quem é acometido(a) com nevralgias não consegue encontrar muito ânimo para desenvolver suas atividades.

Se o dano não for permanente, o próprio organismo restabelece a funcionalidade do nervo. Sua recuperação sempre será mais rápida se você acreditar em si e der o máximo para auxiliar seu corpo a responder ao tratamento indicado da melhor forma possível.

27

Obesidade e herpes

Vários estudos documentais e clínicos reforçam o aumento perceptível de crises recorrentes do herpes em populações obesas. A obesidade por si só, é um fator agravante, principalmente pelo maior tempo de resposta do organismo em responder a uma crise ou seus efeitos secundários.

Cientificamente falando, portadores do herpes recorrentes tem maiores chances de desenvolver problemas vasculares e distúrbios metabólicos. Em um portador obeso, esta situação se agrava e impacta em alto nível em sua qualidade de vida.

O que fazer então se você for obeso(a)? Diante de um quadro de crises eventuais ou recorrentes do herpes, é interessante buscar um profissional médico para a avaliação geral de sua saúde. Se há possibilidade de fazer algum exercício (qualquer um que seja) e aplicar uma reeducação alimentar, entre de corpo e alma neste desafio.

Além de doenças primárias, como o diabetes e pressão alta terem maior chance de controle, o sistema vascular e a própria perda gradual (mesmo se ocorrer a longo prazo), vai impactar positivamente em sua vida.

O aumento das atividades físicas e a reeducação alimentar fazem com que o seu organismo crie maior rapidez em respostas imunológicas.

Obviamente a ansiedade em obter resultados rápidos não será a sua melhor aliada nos primeiros meses de mudança comportamental, com resultados aparecendo em média após seis meses do início das atividades.

Considero exemplar o quadro de um portador, ex-obeso que realizou cirurgia bariátrica, perdendo vinte quilos e adotando um estilo de vida saudável.

As crises do herpes que ocorriam mensalmente agora são periódicas, de forma trimestral e até semestral. Além é claro, do enorme ganho em qualidade de vida.

O fato de poder caminhar por longas distâncias, o prazer de desenvolver atividades novas e acompanhar seus exames de saúde em limites saudáveis mudam de forma imediata a percepção do portador sobre sua vida em geral.

Se você quer mudar sua qualidade de vida e não encontra forças iniciais para manter a determinação, tente buscar ajuda psicológica para focar em seus objetivos.

Mesmo o portador não obeso, mas com a famosa "barriguinha de cerveja" ou a mulher com uma pequena barriguinha vai observar um ganho imunológico interessante apenas praticando exercícios simples. Vale a pena o investimento em sua saúde!

28

Relato – Ana Flávia

Ana Flávia possui o herpes labial há mais de dez anos e há dois anos recebeu o diagnóstico de herpes genital. O curioso (e comum) é o fato de que seu namorado na época também ser diagnosticado com o herpes genital e não apresentar nenhum sintoma.

Pois bem, Ana Flávia começou a perceber sempre durante a menstruação o aparecimento das bolhinhas do herpes e uma sensação constante de formigamento e coceiras.

Após o diagnóstico, sua primeira preocupação foi interrogar o namorado que fez os exames e explicou categoricamente que sequer sabia que tinha algum sintoma do herpes, mesmo com o vírus latente.

Como prova de sua honestidade, seu namorado pediu para Ana Flávia "ficar de olho" e observar alguma alteração ao menos por sessenta dias e realmente, nada foi observado de diferente.

Relatos com o de Ana Flávia são comuns, havendo dezenas de casais onde ambos são portadores, mas apenas um indivíduo apresenta a recorrência do herpes.

Ana Flávia seguiu em frente e o namoro não evoluiu, mas pura e simplesmente por outras questões que passaram longe do herpes. Em um relacionamento, como sabemos, muitos fatores pesam, principalmente a sintonia e o desejo de crescerem juntos.

Não foi no caso de Ana Flávia, o interesse em ficar com a pessoa apenas por estarem com o herpes.

Vale muito mais um futuro de bem consigo mesmo que um relacionamento com riscos de desgastes. Ana é feliz consigo mesmo e compartilha esta felicidade com várias pessoas de seu convívio.

29

Novos horizontes

Como eu disse, o objetivo do livro é o seu despertar que com o tempo, tudo pode melhorar. Com o tempo, há o espaçamento natural entre as crises, ainda que surjam algumas de forma insperada e você sente-se acordando de um terrível pesadelo.

Seus objetivos de vida pessoal e profissional voltam à tona, juntamente com a coragem de fazer o melhor por você. É neste momento que você percebe de forma definitiva que o herpes é só um "detalhe" em sua vida e que jamais deve ser motivo para que você desista de seus sonhos.

Muitas pessoas vitoriosas, seja na vida profissional ou pessoal, possuem o herpes e você nem sabe (muitas delas não preferem revelar o problema), conquistando seu espaço e tornando-se um exemplo para muitas pessoas.

Busque ser assim também! Espelhe-se e busque o lado bom das pessoas, arrisque-se de forma positiva a se encontrar ou apostar em seu futuro. Seja no amor ou no trabalho, a sorte está lançada. É você quem faz o seu destino e não o herpes ou qualquer outra doença primária.

A vida é uma dádiva única e devemos usar a sabedoria para esperar o melhor desta experiência divina. Tente fazer novos amigos, conhecer novos lugares, namorar, casar e até ter filhos de forma totalmente normal. Não vai ser eu, este livro ou algum amigo que irá fortalecer realmente sua autoestima. É você quem será a mola mestra desta grande virada.

30

E se sair a cura?

Se confirmada algum dia a cura funcional (através de um medicamento que impeça a replicação viral), milhões de pessoas vão fazer o uso contínuo do futuro medicamento, da mesma forma que os portadores do HIV, Hepatite ou uso de insulina por parte de diabéticos.

Porém, por ser um problema de saúde pública (muitos governos ainda não reconhecem o herpes como um problema generalizado), políticas de distribuição gratuita ou subsídio dos futuros medicamentos devem ser disponibilizadas à população.

Foi exatamente o que fizeram com o HPV. O HPV (Human Papiloma Virus), com ações similares ao herpes, porém com um enorme potencial de causar câncer, principalmente em mulheres. Os homens também fazem parte das estatísticas, principalmente pelo incremento de chances de desenvolvimento de câncer peniano e cervical.

Assim como o herpes, o HPV não tem cura, apenas uma vacina contra a primeira infecção e convive com o ser humano ao menos por 500 mil anos. Logo, desde sempre convivemos com ambas as cepas de vírus.

No caso do HPV, as campanhas de saúde visam proteger as pessoas com a vacinação de forma antecipada, em meninas principalmente, minimizando riscos futuros quanto à doença. Se o herpes também possuísse uma vacina com a mesma finalidade, a própria indústria farmacêutica faria esforços no sentido das agências de saúde apoiar uma vacinação em massa.

Enquanto não há tantas inovações à vista, lembre-se de que é possível conviver com o herpes, diferentemente de outras doenças mais graves como o câncer.

31

Para quem contar?

M ais cedo, contei a você de que no momento certo se você quiser, pode abrir-se para algum amigo ou familiar de que você possui o herpes, principalmente o genital ou zoster. O herpes labial é quase impossível de passar despercebido, mas jamais deve ser motivo de alarde.

Meu caso é um pouquinho diferente. Eu tenho a mente muito aberta e não tenho medo de falar para quem me pergunte se eu tenho realmente o herpes. Sim, tenho e busco conscientizar sobre formas de contágio e prevenção. É o mínimo de civilidade que costumo praticar.

Porém, no seu caso pode ser um pouquinho diferente. Afinal, cada pessoa absorve a realidade de um jeito diferente. Logo, contar ou não é uma opção sua. Quem possui bons amigos e conserva sua confiança, provavelmente vai contar um pouco de sua história sobre o herpes e trocar algumas ideias.

E se você conta para uma pessoa com atitude positiva, inclusive em momentos onde você talvez não esteja muito bem psicologicamente e precisa de um apoio, contar lhe auxilia de forma significativa.

Mas não contar às vezes é melhor quando você convive em um ambiente familiar inseguro ou com amizades de pouca confiança. A falta de conhecimentos ou de vontade de entender melhor sobre o assunto, dependendo da pessoa, pode ser uma experiência que talvez você não precise passar.

Assim como conheço várias pessoas que jamais falam para amigos ou familiares por medo de preconceito (o que acho injusto), outros são um pouco mais tranquilos e abrem o assunto de forma racional para certos amigos e parentes.

32

Relato Hildo

Hildo sofreu um "baque" após completar cinquenta anos: descobriu inicialmente que estava com o HIV e para complicar um pouco mais, um quadro avançado de tuberculose. Há quase vinte anos solteiro, relacionava-se com pessoas de "confiança" e uma delas provou não ser responsável o suficiente, mudando radicalmente sua vida.

Por estar com o HIV e tuberculose, Hildo passou alguns meses no hospital até o seu pronto restabelecimento, com o uso contínuo dos mais modernos retrovirais. Ainda assim, após alguns meses desenvolveu um quadro crônico de herpes nas pernas, desencadeando um quadro de nevralgia que durou ao menos dois anos.

Curiosamente, o diagnóstico do HIV e tuberculose foram rapidamente verificados e o herpes, quase conseguiu enganar sua infectologista. Os sinais principais de herpes (bolinhas, coceira, queimação ou vermelhidão) não se desenvolviam, mas sim o quadro nevrálgico.

Os exames apontaram definitivamente a existência do herpes, porém sua médica preferiu esperar sua carga viral do HIV tornar-se indetectável para posterior tratamento com Aciclovir.

A nevralgia foi controlada, havendo pouca sequela do episódio. Segundo Hildo, atualmente há apenas um formigamento que é sentido eventualmente, não impedindo de forma alguma suas atividades diárias.

O relato de Hildo serve de referência para compararmos o quanto a saúde dos portadores do HIV melhorou com o passar dos anos. Antes da disponibilização dos medicamentos mais modernos, principalmente nos tempos do coquetel e AZT, as infecções do herpes debilitavam seriamente o portador do HIV e eram causas prováveis de morte.

Portanto, viver com o HIV e Herpes não é nenhum "fim do mundo", havendo apenas um controle com maior cuidado de ambas as doenças. Todos os bons conselhos devem ser aplicados de forma mais prática possível, assim como uma visita com maior frequência ao seu infectologista.

No resto, é viver a vida de forma plena, como Hildo faz. E garante: se sente muito melhor hoje que em sua vida antes do HIV.

33

E a vitamina C?

A vitamina C, sempre foi uma aliada importante do corpo humano. Ainda mais com alguns estudos que comprovam especificamente no caso do herpes, o poder de "desentocar" o vírus em nosso organismo e ao mesmo tempo aumentar a resposta imunológica.

Esta "faca de dois gumes" da vitamina C é interessante e também torna-se um recurso que o próprio chá verde utiliza, pois concentra uma taxa significativa de vitamina C.

Particularmente não aconselho uma ingestão exagerada de vitamina C, principalmente comprando os comprimidos ou efervescentes em farmácias. A concentração oferecida chega a ser dez vezes a necessidade diária em cada unidade que você consome.

Porém, o consumo ou não de uma quantidade excessiva da vitamina C também polemiza o meio científico. Alguns cientistas defendem que o impacto da vitamina C, mesmo com valores acima da necessidade diária não faz tanto "mal", pois o organismo irá excretar o excedente que necessita.

O que você pode fazer e auxilia de forma certeira o seu organismo é o consumo moderado de alimentos saudáveis, que contenham vitamina C. Laranja, Limão, Kiwi e outros alimentos são recomendados, porém fique de olho no consumo em excesso.

34

Flora intestinal – o grande segredo

Verdade seja dita: a cada dia descobrimos o quanto é importante cuidar da flora intestinal, diante de tantos benefícios que podemos obter, principalmente com o aumento da imunidade (o principal benefício), bem como melhoras em outros campos, como humor, controle de depressão e melhor disposição para a realização de tarefas.

A flora intestinal é composta por milhares de bactérias (boas e más), que ditam o nosso transito intestinal. Para que tudo ande bem nesta região, são aconselhadas várias dicas (que não possuem contra indicação) e ajudam a prevenir também outras doenças. No caso do herpes, ganhamos com o aumento da imunidade e a possibilidade de aumentar o período de latência entre uma crise e outra.

Confira as principais dicas:

- Fuja dos alimentos industrializados: salsichas, comidas enlatadas, pizzas prontas são um veneno para a flora intestinal. O excesso de conservantes (como o nitrito), dificulta a reposição da flora intestinal e traz consequências negativas à sua saúde;

- Carnes em excesso: Não precisa virar vegetariano do dia para a noite, mas controlar a quantidade de carne que você ingere também ajuda a flora intestinal. Nosso organismo gosta de alimentos que facilitam o transito intestinal e as carnes em excesso fazem efeito contrário. Fique de olho!

- Fibras: Consumir fibras é muito bom, mas consuma com uma boa hidratação. Apenas consumir fibra com pouca hidratação traz problemas consideráveis. Por exemplo, você pode ter um quadro de constipação pela formação de uma massa de fibras em seu intestino. A única saída para resolver o problema será hidratar seu organismo.

- Exercícios: A flora intestinal é favorecida com a prática de exercícios. Se o intestino funciona corretamente, as bactérias boas se reproduzem da melhor forma possível. Nem precisa ser um exercício de forte impacto, até mesmo uma boa caminhada resolve. Experimente caminhar ao redor da quadra ou ir ao mercado a pé!

- Antibióticos: os antibióticos cumprem bem o seu papel quando o assunto é eliminar uma infecção bacteriológica. Porém, nesta "guerra", várias espécies de boas bactérias são eliminadas, facilitando a baixa significativa da imunidade. Tome apenas a quantidade indicada pelo seu médico e jamais faça auto medicação.

Também recomenda-se o consumo eventual de repositores probióticos, encontrados em supermercados. Estes suplementos de boas bactérias facilitam o aumento de imunidade de nosso organismo e é uma ótima alternativa para sua saúde em geral.

Ao menos duas vezes por ano costumo fazer o consumo eventual de probióticos. Talvez você não veja resultados imediatos, mas o simples fato de minimizar o impacto de qualquer doença, particularmente considero uma grande vitória.

35

Levamisol (Ascaridil)

O levamisol é considerado um medicamento para a prevenção e erradicação de vermes no organismo humano e segundo estudos científicos, possui uma propriedade bem peculiar: é um imuno modulador. Ou seja, o medicamento age de forma indireta na ação de nossa cadeia imunológica de forma geral.

Resolvi escrever sobre o assunto pela enxurrada de perguntas que recebo sobre a história do levamisol, se é mais uma lenda urbana ou possui base científica. Tecnicamente, os estudos nos levam a uma constatação interessante.

Cientes de que o levamisol tem as características citadas, várias pesquisas científicas foram feitas, como as dirigidas pelo Dr. E. Hernandez-Pérez em 1980 e Dr. Mrinal Gupta em 2016 que comprovaram a eficiência de forma geral do levamisol no aumento da imunidade.

Normalmente alguns pacientes vão ao médico com o pretexto de fazer uma profilaxia de vermes, porém pedem a receita para fazer o uso justamente para melhorar a resposta contra o herpes.

Particularmente o que me chamou a atenção foi a pesquisa do Dr. Gupta. Nos resultados apresentados, há uma resposta imunológica em 75% dos pacientes, em especial com o herpes genital.

Se o seu médico for um profissional acessível e que aceite confrontações científicas, além de você não possuir nenhuma contra-indicação, com o sinal verde do profissional de saúde, particularmente acho uma ideia extremamente interessante.

36
Drogas e o herpes

De um universo tão abrangente de portadores de herpes, resolvi dedicar com atenção este capítulo a leitores(as) que são dependentes de drogas ilícitas.

O uso de drogas no geral, desestabiliza o nosso quadro imunológico e potencializa os quadros de crises do herpes. Independentemente do tipo e subtipo que o portador possua, o perigo maior não é o herpes em si, mas a possibilidade das feridas do herpes serem uma porta de entrada para infecções bacterianas e até o próprio HIV.

Pela falta de informações, o portador nem desconfia que o problema seja o herpes e sim o uso frequente da droga, tratando meramente como um efeito secundário. E como em certos momentos o dependente "vive" para o ciclo do vício, tenta encaixar o herpes como um "custo" para a necessidade de usar drogas.

Com a própria busca do portador em livrar-se da dependência das drogas ou o acompanhamento de uma equipe médica, avaliando as condições de saúde, em algum momento haverá o diagnóstico da forma correta.

O próprio abandono do vício, trará ao longo do tempo benefícios no sistema imunológico, abrandando as crises do herpes. É comum por exemplo, crises repetitivas de herpes labial em usuários de drogas e com o abandono do uso, a própria lesão em alguns dias não volta a se abrir.

A recuperação da saúde psicológica também precisa ser melhor acompanhada em ex-dependentes. O apoio psicológico e a rede de amigos, são as melhores ferramentas para enfrentar de forma positiva o herpes.

37

E a vida segue...

Quero agradecer a você pela oportunidade de poder lhe passar o máximo de informações válidas a respeito do herpes. Com tanta informação circulando pelas redes, fica realmente difícil separar o que é verdade ou não. Acredito ainda que a troca constante de experiência entre portadores seja um fator diferencial deste livro. Afinal, é um livro escrito de portador para portador. E só nós portadores, sabemos o quanto é importante melhorar nossa qualidade de vida e colher bons frutos com a mudança de vida que você pode ter.

É justamente o retorno positivo desta mudança de vida que é o melhor fruto que posso colher com a divulgação desta obra, que serve de referência não apenas para você e sim pessoas que você confia ou que precisam de informações precisas sobre o herpes. Muitas vezes, apenas quando conhecemos um assunto a fundo é o que nos faz mudar de opinião, emitindo opiniões precisas e positivas sobre o assunto.

Aposte nas terapias indicadas pelo livro e deixe a positividade bater em suas portas e faça como eu. Tenha uma vida melhor depois do herpes, com mais saúde, alegria, amigos, pessoas com energia positiva e resultados importantes que naturalmente aparecem pela própria mudança de postura em relação ao nosso próprio dia a dia.

E lembre-se, o maior vencedor aqui é **você**!

38

Herpes na mídia

Aqui no Brasil, a mídia costuma tratar o herpes de forma muito superficial, principalmente os meios televisivos e jornais. A atenção é mais focada apenas nos sintomas aparentes (labial ou genital), sem a preocupação em trazer informações precisas para o suporte ao portador do herpes, quanto ao tratamento ou melhor entendimento dos sintomas.

No exterior principalmente, observamos que o herpes é abordado de forma mais frequente, principalmente nos Estados Unidos, que possui vários atores de Hollywood com o vírus do herpes e alguns deles acabam transmitindo o vírus (de forma intencional ou não) e acabam sofrendo processos por parte de seus exparceiros, conseguindo a justa indenização. Um dos sites bem conhecidos nos Estados Unidos e que traz tais revelações em primeira mão é o site TMZ, que trouxe vários casos públicos de suspeita de transmissão do herpes, como o cantor Usher e o ator Charlie Sheen.

Também Robin Williams e Jim Carrey entram para a suposta lista de portadores do herpes e que de forma intencional (ou não), transmitiram o herpes para seus parceiros.

Herpes não respeita beleza, status financeiro ou profissional e pessoas com maior visibilidade como no caso das celebridades é que deveriam dar melhores exemplos de como manter uma relação sadia sem passar o vírus do herpes.

Agradecimentos

Não poderia deixar de agradecer a vários profissionais de saúde, amigos e portadores do herpes que se disponibilizaram a auxiliar na construção do livro Dominando o Herpes.

Ao psicólogo Wagner Fink, pelo entendimento da importância da terapia como auxílio para o suporte de pacientes com herpes, demonstrando os inúmeros benefícios da mudança de comportamento. Sou "prova" do quanto seu trabalho rendeu bons frutos.

Claro, não poderia deixar de agradecer ao meu filho Arthur, que mesmo de forma indireta foi uma fonte de inspiração para escrever este livro. São os jovens e a nova geração que mais precisam estar informados sobre a importância de prevenção de DSTs e à aquisição de conhecimentos sobre o assunto.

Para finalizar, agradecer a Deus pela oportunidade de ver a vida com um novo olhar e pela saúde para escrever cada palavra que você teve a oportunidade de ler. E a você leitor(a), agradeço imensamente e desejo a pronta recuperação de seu bem estar e um novo olhar para a vida.

Bibliografia

CARLOS ALBERTO DE QUEIROZ CARVALHO1, T. K. OTUKI1, M. E. POLI1, J. L. NOGUEIRA2, J. GUERRERO2. Levamisole no tratamento da afta oral recidivante e do herpes simples recorrente (Labial ou Genital), Anais Brasileiro de Dermatologia, 1976.

DE OLIVEIRA, ADAMS, LH, et al. Inhibition of Herpes Simplex Virus type 1 with the modified green tea polyphenol palmitoylepigallocatechin gallate. Food and chemical toxicology: an international journal published for the British Industrial Biological Research Association. 2013;52:207-215. doi:10.1016/j.fct.2012.11.006.

Dr. Drew Says Herpes Stigma is Absurd, It's a Rash!!!

Disponível em: <http://www.tmz.com/2017/08/11/dr-drew-usher- herpes-lawsuit/> Acesso em: 10 nov 2017.

GUPTA et al. Genital Herpes.The Lancet , Volume 370 , Issue 9605 , 2127 – 2137 , 2007.

Herpes Vaccine May Be on the Horizon. Disponível em <https://www.healthline.com/health-news/herpes-vaccine-treatment> Acesso em: 10 nov 2017.

MARTINHO A, OLIVEIRA A, Silva C. Monografia sobre os Herpes Vírus Humanos. [dissertação].; Évora: Universidade de Évora, 2004.

Nevralgia: sintomas, tratamentos e causas Disponível em: <http://www.minhavida.com.br/saude/temas/nevralgia> Acesso em: 10 nov 2017.

SAUERBREI . Herpes Genitalis: Diagnosis, Treatment and Prevention. Geburtshilfe und Frauenheilkunde. ;76(12):1310-1317. doi:10.1055/s-0042-116494. 2016.

Treatment Options for Genital Herpes Disponível em: <https://www.webmd.com/genital-herpes/genital-herpes-treatment-options#1> Acesso em: 10 nov 2017.

Sobre o Autor

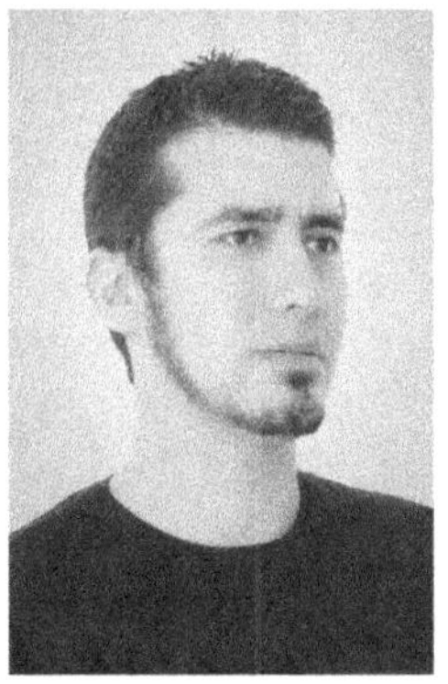

Participante de várias comunidades em redes sociais, auxiliando portadores a recuperarem sua autoestima e qualidade de vida, motivando a realizar diversas pesquisas na área da saúde, em especial, sobre infecções por vírus.

Dê-nos 5 estrelas!

Se este livro deixou algo de valor em sua vida, por favor, deixe-nos uma classificação de 5 estrelas na Amazon.

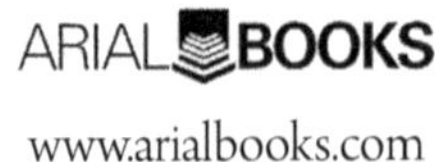

www.arialbooks.com